Senioren Beschäftigung

Umschreibung

Lebensmittel

Wie heißt das gesuchte Wort?

Casilda Berlin

ISBN-13: 978-1986372220

Imprint: Independently published

2. Auflage 2023

Copyright © 2023

Alle Rechte vorbehalten.
Kein Teil des Werkes darf ohne vorherige schriftliche Genehmigung des Verlages reproduziert oder elektronisch gespeichert werden.

Haftungsausschluss
Alle Angaben in diesem Buch wurden sorgfältig und nach bestem Wissen erstellt und erfolgen ohne Verpflichtung oder Garantie der Autorin und des Verlages. Sie übernehmen keine Verantwortung und Haftung für das Gelingen, sowie für Personen-, Sach- und Vermögensschäden.

Weitere Bücher von Casilda Berlin

Kurzgeschichten mit Happy End – 25 Geschichten zum Vorlesen und Rätseln – mit 112 Rätselfragen und 98 persönlichen Fragen
ISBN-13: 979-8852067180

LANDSCHAFTEN – zum Ausmalen und Relaxen, Band 1
ISBN-13: 978-1530922925

Umschreibung Tiere – Wie heißt das gesuchte Tier? Band 1 Seniorenbeschäftigung Rätsel ISBN-13: 978-1978395756

Umschreibung Gegenstände – Wie heißt der gesuchte Gegenstand? ISBN-13: 978-1978430990

Umschreibung Blumen und Garten – Wie heißt die Blume oder der Gegenstand? ISBN-13: 978-1977997524

50 Bilder, die leicht gelingen – ein Ausmalbuch für Senioren
ISBN-13: 978-1530264391

Blumen, die leicht gelingen – Ausmalbuch für Senioren
ISBN-13: 978-1541086999

MANDALAS die leicht gelingen - Malbuch für Senioren (Anfänger)
ISBN-13: 978-1546636649

Viele weitere Bücher von Casilda Berlin finden Sie hier:

www.casilda-berlin.de

Wie heißt das gesuchte Wort?

Rätselraten ist eine beliebte niederschwellige Beschäftigungsmöglichkeit für Senioren. Ob Bewohner in Seniorenheimen, Teilnehmer in Tagesbetreuungen oder zu Hause wohnende Senioren – sie alle erleben mit diesem Buch unterhaltsame Ratestunden.

Dieses Rätselbuch eignet sich für Einzel- und Gruppenmaßnahmen und wird mit einem Begleiter durchgeführt. So kann es auch bei einem unterhaltsamen Nachmittag unter Freunden oder in der Familie, wo es um Seniorenbeschäftigung geht, zum Einsatz kommen.

Es wurde im Praxisalltag in der Seniorenbetreuung entwickelt, um die geistigen Fähigkeiten und die Kommunikation anzuregen. Die grauen Zellen werden spielerisch trainiert und auf Vordermann gebracht.

Die Vorgehensweise der Rätsel ist für Personen mit leichten bis mittleren geistigen Einschränkungen leicht verständlich. So können auch Senioren mit beginnender und fortgeschrittener Demenz mit Freude an den Rätselrunden teilnehmen.

Erraten von Lebensmitteln

Die Suche nach verschiedenen Begriffen ermöglicht eine verbesserte Lebenszufriedenheit für die Teilnehmer.

Alle zu erratenden Lebensmittel sind Senioren bekannt wie zum Beispiel Toastbrot, Gurke, Leberwurst, Schnitzel, Margarine, Kroketten und Schokolade.

Teilnehmer, die den gesuchten Begriff erraten, erleben schöne Erfolgserlebnisse. Diese können verstärkt werden, indem für jede richtige Lösung eine Kleinigkeit wie z. B. ein Schokoriegel oder ein Bonbon überreicht wird.

So gelingt die Rätselrunde

Alle Teilnehmer beteiligen sich daran, herauszufinden, welches Wort gemeint ist.

Eine Person (z. B. Familienangehöriger, Partner, Gruppenleiter oder Begleiter) erklärt die Vorgehensweise:

Mehrere kurze Sätze geben Hinweise auf den gesuchten Begriff.

Jeder Satz wird langsam und für alle Teilnehmer gut verständlich vorgelesen. Nach jedem Satz wird eine kleine Pause eingelegt und gefragt, ob es Vorschläge zu dem gesuchten Begriff gibt.

Der erste Satz wird dann wiederholt, anschließend der zweite ergänzt.

Dann werden beide Sätze wiederholt und der dritte Satz ergänzt. Der Begleiter fragt erneut nach Ideen.

Nach und nach wird Satz für Satz vorgelesen, bis das gesuchte Wort gefunden ist.

Wenn die Teilnehmer keine Lösung finden, nennt der Begleiter am Ende den gesuchten Begriff.

Wird der Begriff vorzeitig gefunden, werden die noch übrigen Sätze vorgelesen.

Anschließend geht es weiter mit der nächsten Seite.

Ich wünsche Ihnen viel Freude mit diesem Rätselbuch.

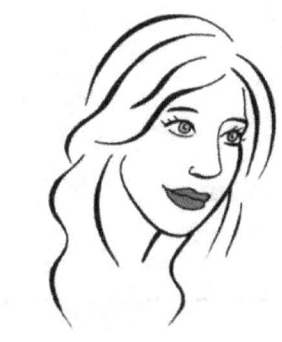

Ihre Casilda Berlin

1. Gesucht wird ein Lebensmittel, das in vielen Ländern zu den Grundnahrungsmitteln zählt.

2. Häufig wird die Frage gestellt, wie die Löcher in das Innere gelangen.

3. Je nach Zubereitung ist es hart oder weich.

4. Es kann einen intensiven Duft entfalten, der nicht jeder Nase gefällt.

5. Lieferanten für die wichtigste Zutat sind Kühe, Schafe und Ziegen.

6. Es ist ein festes Lebensmittel, das aus Milch hergestellt wird.

7. Ein bekanntes Lied von Gottfried Wendehals beschäftigt sich mit diesem Lebensmittel: „Hier fliegen gleich die Löcher aus dem ….."

Antwort: Käse

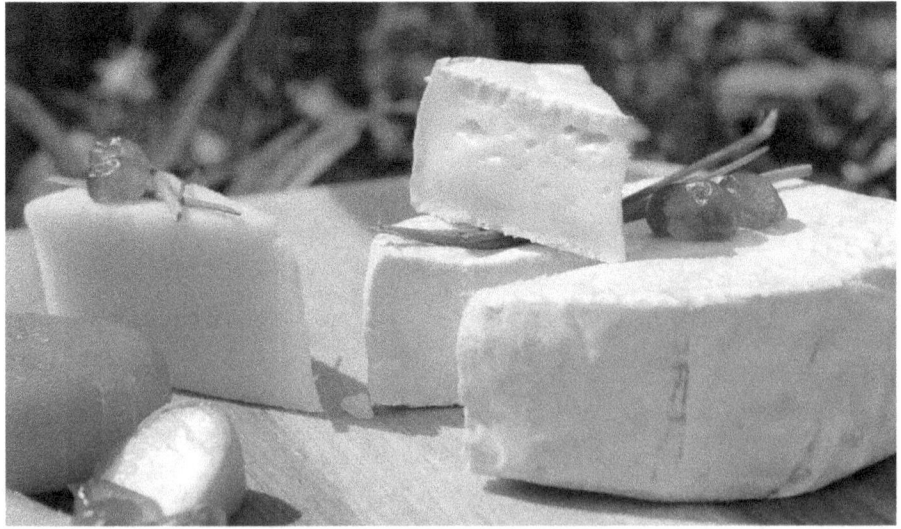

1. Gesucht wird ein gesundes, aber sehr kalorienreiches Lebensmittel.

2. Es hat in der Winterzeit Hochsaison.

3. Viele Nagetiere ernähren sich hiervon.

4. Die Früchte oder Kerne sind meistens von einer Schale umschlossen.

5. Aus einigen Sorten wird Öl hergestellt.

6. Meistens benötigt man ein Werkzeug, um die harte Schale zu öffnen.

7. Wenn man vor einem großen Problem steht, sagt man auch „Das ist eine harte ….".

Antwort: Nuss

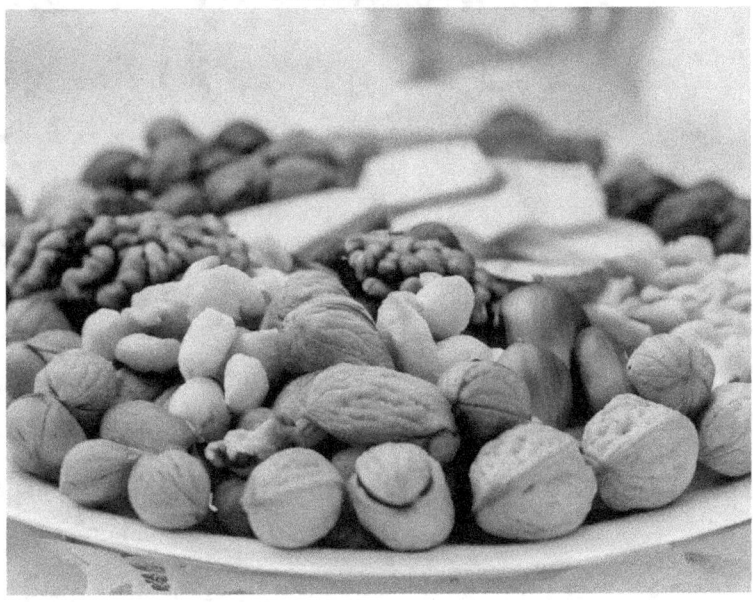

1. Gesucht wird ein Lebensmittel, das an bis zu 10 Meter hohen Stauden wächst.

2. Jedes Jahr werden in Deutschland ca. 14 Kilogramm pro Kopf verzehrt.

3. Es wird geerntet, solange es noch grün ist.

4. Schon viele haben sich die Frage gestellt, warum es krumm ist.

5. Die Schale ist gelbbraun, das Fruchtfleisch weiß.

6. Fäden unter der Schale können manchmal lästig sein.

7. Affen öffnen diese beliebte Obstsorte von unten und schälen dadurch die Fäden automatisch ab.

Antwort: Banane

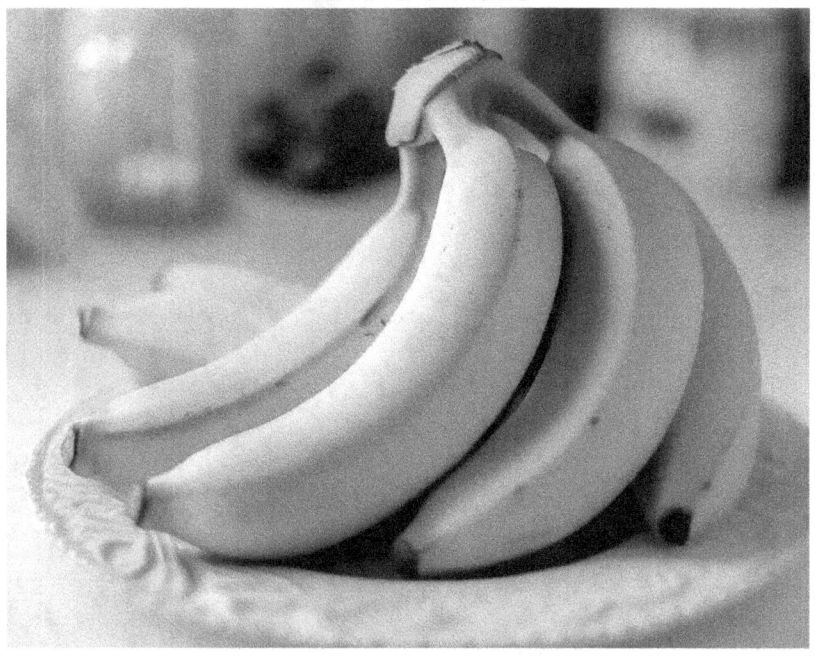

1. Gesucht wird eines der ältesten Grundnahrungsmittel der Menschheit.

2. In Deutschland ist es besonders beliebt, es gibt hier über 300 verschiedene Sorten.

3. Früher wurde es auf flachen heißen Steinen zubereitet.

4. Es ist nur wenige Tage haltbar und setzt danach schnell Schimmel an.

5. Der Geschmack hängt hauptsächlich von der verwendeten Mehlsorte ab.

6. Die Herstellung erfolgt mit Hefe oder Sauerteig.

7. In einem bekannten Gebet heißt es: „Unser täglich …gib uns heute".

Antwort: Brot

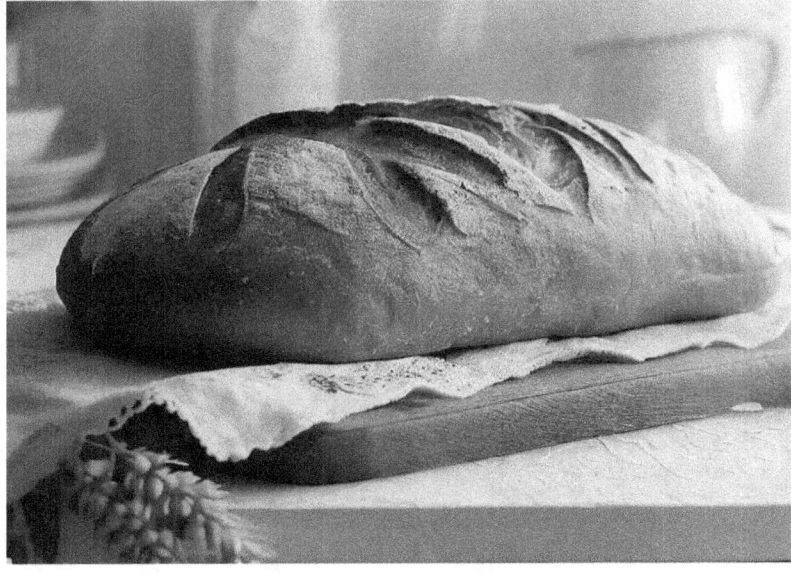

1. Man kann es im Supermarkt in 6-er oder 10-er Schachteln kaufen.

2. Es ist meistens mit einer Codierung bedruckt, mit deren Hilfe man die Herkunft entschlüsseln kann.

3. Man kann es hart oder weich kochen. Beliebt ist es auch in gerührter Form.

4. Immer beliebter werden die Produkte von freilaufenden Exemplaren.

5. Lieferanten für dieses Lebensmittel sind Hühner, Wachteln und Strauße.

6. Die Straußenprodukte sind 20-mal größer als die von Hühnern.

7. Wenn etwas noch nicht perfekt ist, sagt man auch: „Das ist noch nicht das Gelbe vom …".

Antwort: Ei

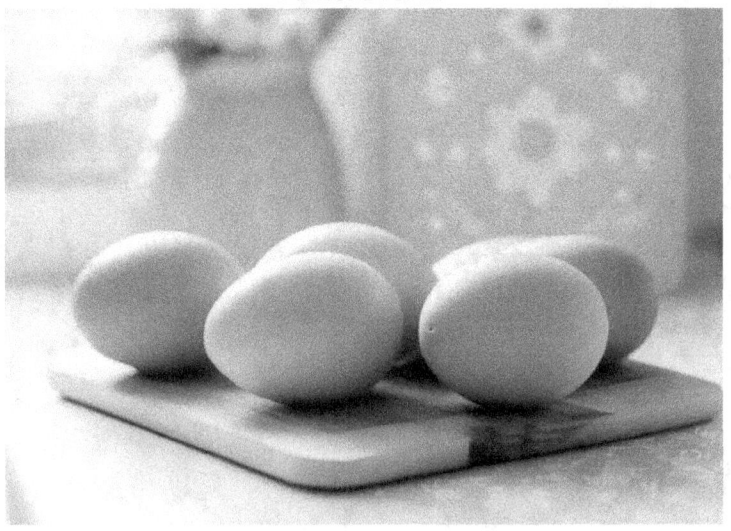

1. Dieses Lebensmittel kauft man tiefgekühlt, in Konservendosen oder Gläsern.

2. Es gehört zu den Hülsenfrüchten.

3. Die Hülsen sind gelb, grün oder violett und enthalten bis zu zehn Samen.

4. Es wird gerne in Kombination mit Möhren oder als Suppe gegessen.

5. Auf den ersten Blick sieht es aus wie eine kurze Bohne.

6. Wenn jemand geizig ist, sagt man auch: „Er ist ein „E....zähler".

Antwort: Erbse

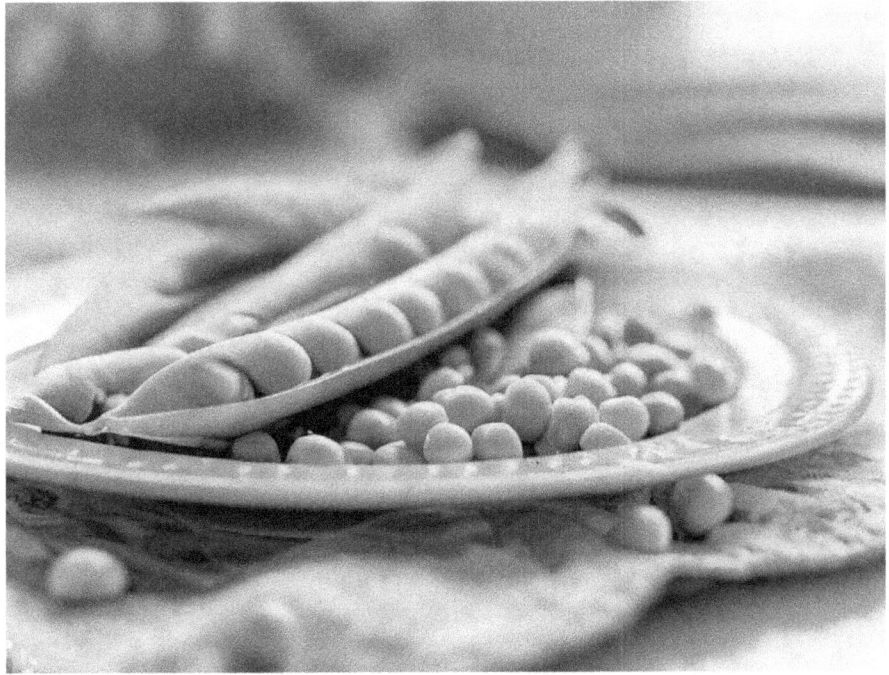

1. Gesucht wird ein Lebensmittel, das man in Scheiben oder Stückchen schneiden kann.

2. Es wird aus Schweinefleisch und Rindfleisch hergestellt.

3. Aufgrund des hohen Fettgehalts ist es eine kleine Kalorienbombe.

4. Das fein zerkleinerte Fleisch wird in grobe Därme gefüllt und kalt geräuchert.

5. Es ist als Imbiss und Beilage für Gerichte beliebt.

6. Dieses Würstchen zählt zu den Rohwurstsorten.

7. Es wird gerne zu Grünkohl und in Eintöpfen gegessen.

Antwort: Mettwürstchen

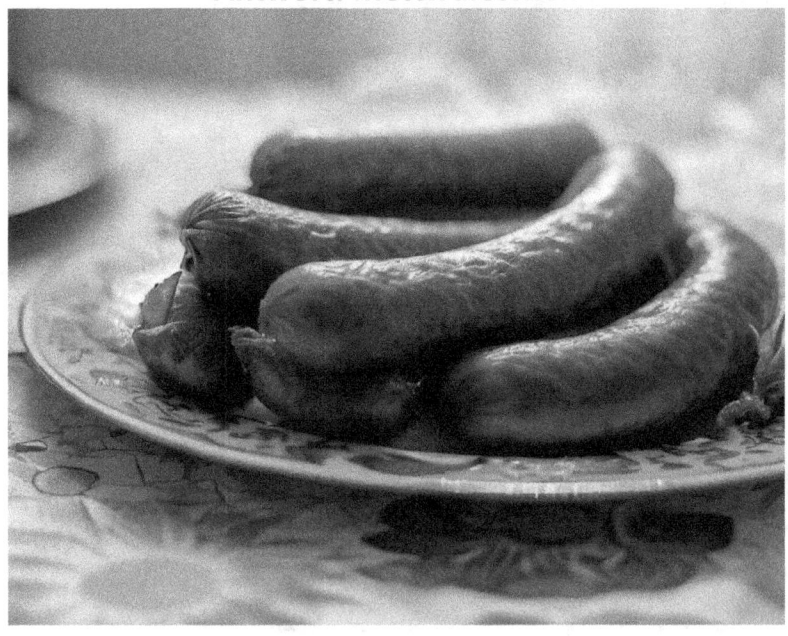

1. Dieses Lebensmittel kommt ursprünglich aus Amerika.

2. Es wird aus Wasser, Mehl, Salz, Hefe, Malz, Natronlauge und Pflanzenöl hergestellt.

3. Es wird gerne zu Bier oder Wein gegessen.

4. Viele Menschen glauben, dass es in Kombination mit Cola gegen Durchfall und Erbrechen hilft.

5. Das gesuchte Lebensmittel ist eine zierliche Laugengebäckstange.

6. Die Außenfläche ist mit Salzkristallen bestreut.

7. Auf einer Party gehört es zu den beliebtesten Knabbersachen.

Antwort: Salzstange

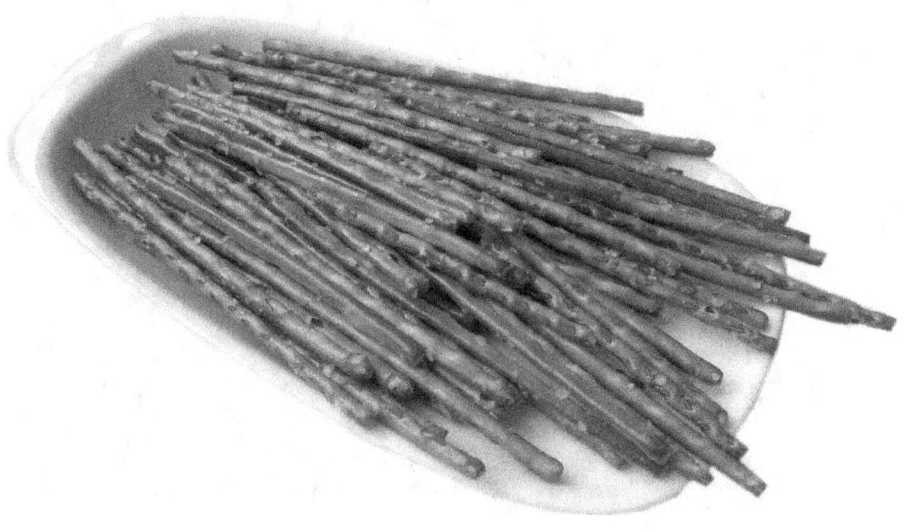

1. Je nach Zusammensetzung ist dieses Lebensmittel rot, orange, gelb oder lila.

2. Es wird aus eingekochten Früchten unter Zugabe von Zucker hergestellt.

3. Besonders beliebt sind Zubereitungen aus Erdbeeren und Kirschen.

4. Die Zubereitung aus Bitterorangen gilt als typisch englisch.

5. Es ist ein beliebter Brotaufstrich, der häufig auf dem Frühstücksbrötchen landet.

6. Wenn bei der Zubereitung keine ganzen Früchte, sondern Fruchtsaft verwendet wird, nennt man es Gelee.

Antwort: Marmelade

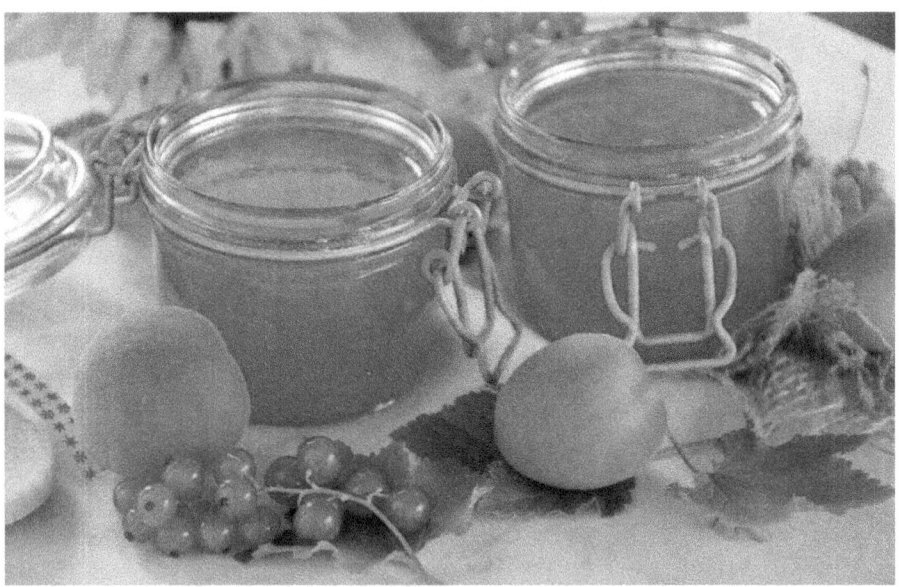

1. Jung und Alt in der ganzen Welt lieben dieses Lebensmittel.

2. Bei richtiger Lagerung ist es ein Jahr haltbar.

3. Hiervon isst jeder Deutsche 8 Kilogramm pro Jahr.

4. Hier ist alles möglich – lang oder kurz, dick oder dünn, gedreht oder glatt.

5. Meistens ist es leicht gelblich, aber auch rot, schwarz und grün gibt es.

6. Häufig wird es mit Olivenöl oder Tomatensoße und Parmesankäse serviert.

7. Lasagne, Makkaroni und Spaghetti werden aus diesem Lebensmittel zubereitet.

Antwort: Nudeln

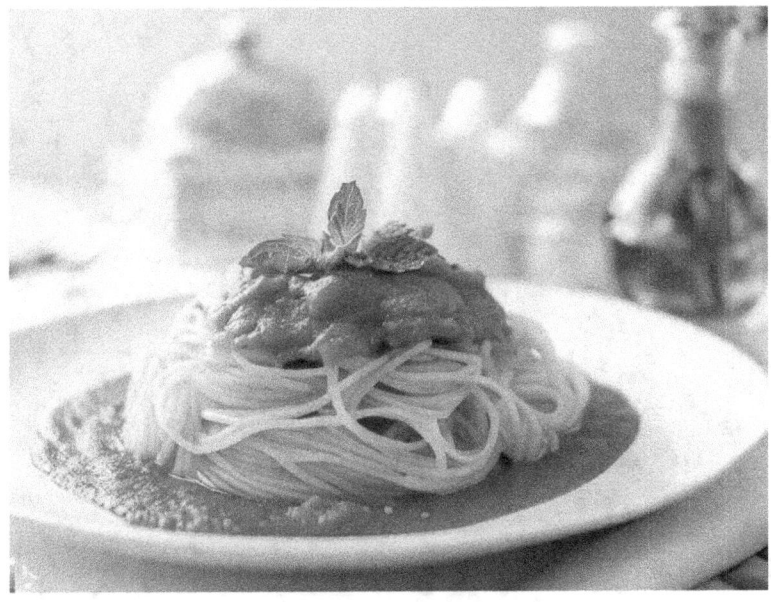

1. Gesucht wird ein Lebensmittel, das mit Flüssigkeit vermengt wird und dadurch sein Volumen stark vergrößert.

2. Es hat ein leckeres nussartiges Aroma.

3. Je nach Geschmack bereitet man es mit Milch, Orangensaft, Honig, Zucker, Salz oder Früchten zu.

4. Schon Babys werden damit ernährt.

5. Man unterscheidet kernige und zarte Sorten.

6. Bei Magenbeschwerden bereitet man hieraus eine Schleimsuppe zu.

7. Das gesuchte Lebensmittel entsteht aus Haferkörnern, die zu Flocken verarbeitet werden.

Antwort: Haferflocken

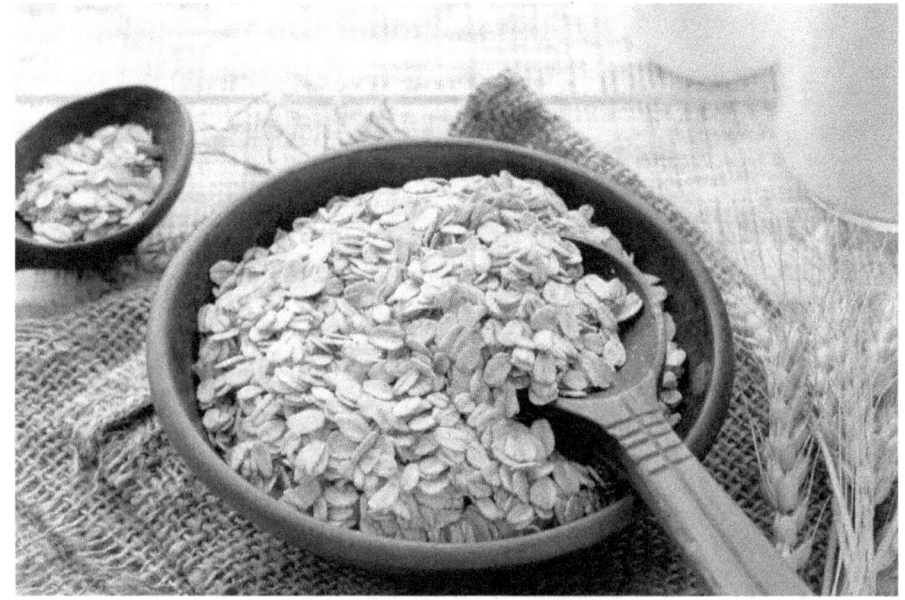

1. Der Anlass für die Erfindung dieses Lebensmittels geht auf Napoleon III zurück, weil dieser damit seine Truppen verpflegen wollte.

2. Die typische gelbliche Farbe wird durch den Farbstoff Beta-Carotin erreicht.

3. Die Waage freut sich über dieses Lebensmittel nicht, denn es hat einen Fettanteil von bis zu 90 %.

4. Hauptsächlich besteht es aus pflanzlichen Fetten wie zum Beispiel Sonnenblumenöl oder Maiskeimöl.

5. Es ist ein industriell hergestelltes Streichfett.

6. Es ist ein beliebter Ersatz für Butter und Schmalz.

7. Eine bekannte Sorte heißt Rama®.

Antwort: Margarine

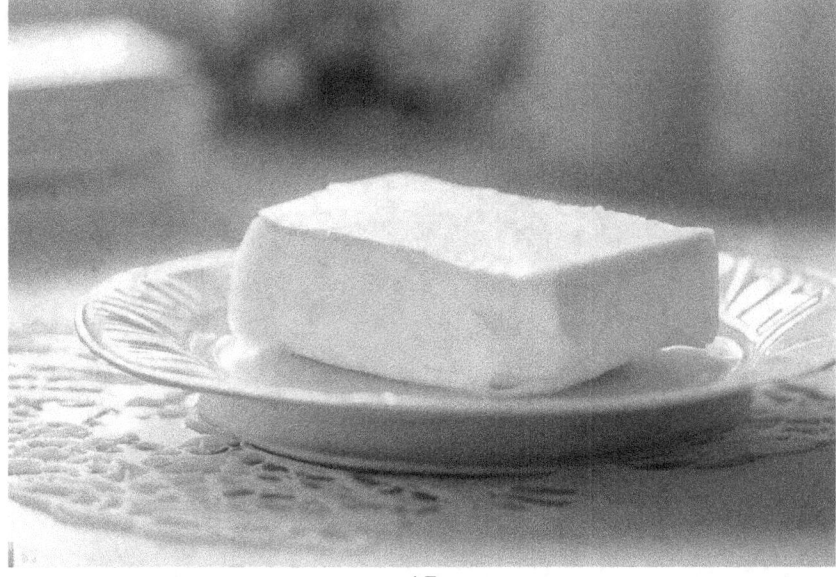

1. Das gesuchte Lebensmittel wächst an Bäumen, die ursprünglich in Äthiopien beheimatet sind.

2. Es zählt zu den wichtigsten Rohstoffen der Welt.

3. Einmal pro Jahr wird es in aufwändiger Handarbeit geerntet.

4. Für den Geschmack entscheidend ist das Röstaroma.

5. Aus diesem Lebensmittel wird ein Getränk zubereitet, das meistens heiß getrunken wird.

6. Das gesuchte Lebensmittel ist ein Kern im Inneren von Kaffeefrüchten.

7. Früher wurde es mit einer hölzernen Kaffeemühle zu Mehl gemahlen.

Antwort: Kaffeebohne

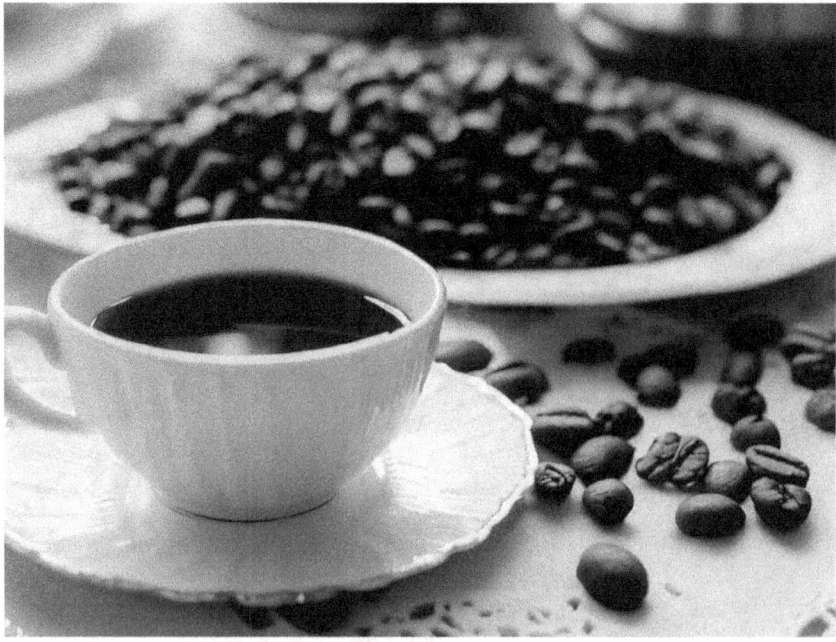

1. Gesucht wird ein Lebensmittel, das schon in der Bibel eine wichtige Rolle spielte.

2. Wenn man täglich eins hiervon isst, soll es den Arzt auf Distanz halten.

3. Damit man bei diesem Lebensmittel kraftvoll zubeißen kann, braucht man gute Zähne.

4. Wenn einem etwas nicht gefällt, dann muss man in die saure Variante beißen.

5. Schneewittchen wurde damit vergiftet.

6. Es hat ein kerniges Innenleben.

7. Man kann es schälen, muss man aber nicht.

8. Eine bekannte Weisheit lautet: „Der … fällt nicht weit vom Stamm".

Antwort: Apfel

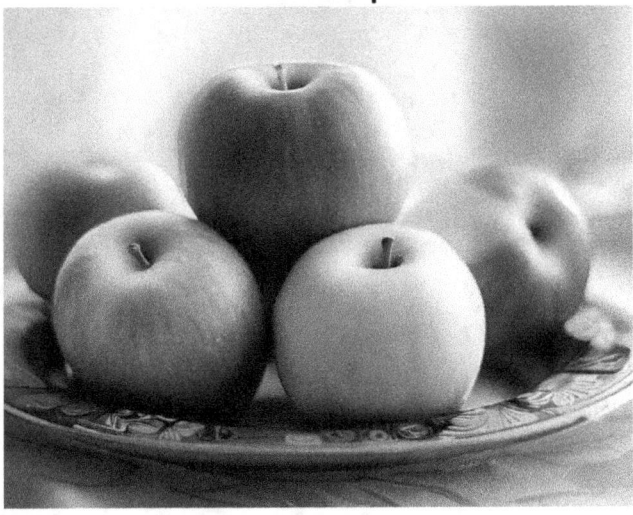

1. Gesucht wird eines der wichtigsten Grundnahrungsmittel in der ganzen Welt.

2. Dieses Lebensmittel ist eine staubige Angelegenheit.

3. Wenn eine defekte Tüte zu Boden fällt, hat man Mühe beim Saubermachen.

4. Früher wurde es vom Müller in der Mühle hergestellt.

5. Es wird aus Weizen, Roggen, Dinkel oder Mais gemahlen.

6. In jeder Küche und Backstube gehört es zur Grundausstattung.

7. Aus 100 Kilogramm können bis zu 4.000 Brötchen gebacken werden.

Antwort: Mehl

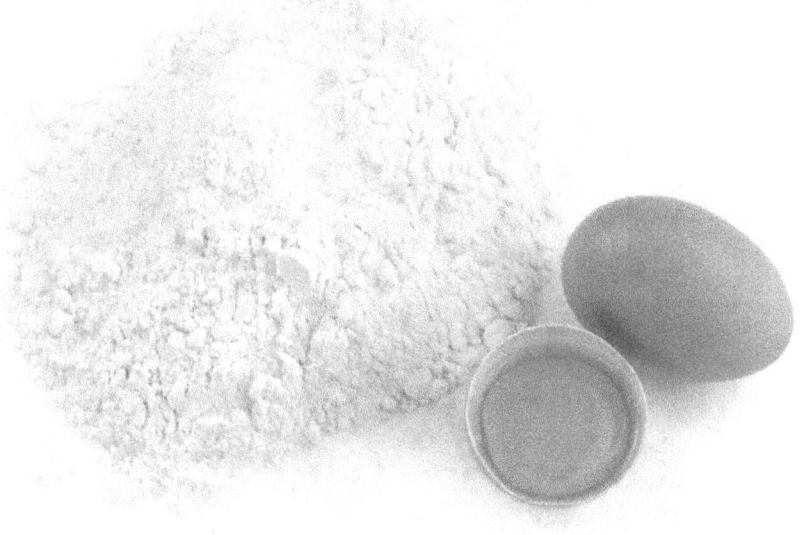

1. Bei diesem Lebensmittel sieht man rot.

2. Es ist im Supermarkt in einer Glas- oder Kunststoffflasche erhältlich.

3. Je nach Hersteller sind bis zu 45 Stück Würfelzucker in einer einzigen Flasche enthalten.

4. Spritzer auf Kleidung hinterlassen hartnäckige Flecken, die in trockenem Zustand kaum noch zu entfernen sind.

5. Es wird aus mindestens 25 % Tomatenmark hergestellt.

6. Besonders gerne wird es mit Nudeln, Pommes Frites oder Bratwurst verzehrt.

Antwort: Ketchup

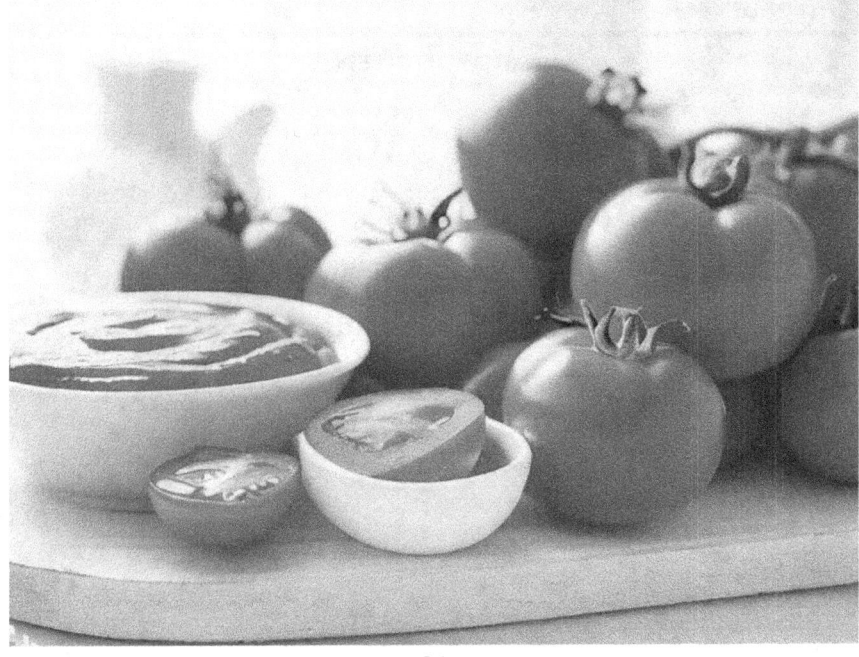

1. Für über die Hälfte der weltweiten Bevölkerung ist es das Hauptnahrungsmittel.

2. In Asien und Afrika wird es schon seit Jahrtausenden gegessen.

3. Die Pflanze, aus der dieses Lebensmittel gewonnen wird, gehört zur Familie der Gräser.

4. Man unterscheidet die Sorten nach lang, mittel und rund.

5. Je nach Zubereitung eignet es sich als Beilage, Haupt- oder Nachspeise.

6. Kinder lieben die süße Milchvariante.

7. Wer verhindern will, dass es beim Kochen anbrennt, kauft es in fertig abgepackten Kochbeuteln wie zum Beispiel von Onkel Ben.

Antwort: Reis

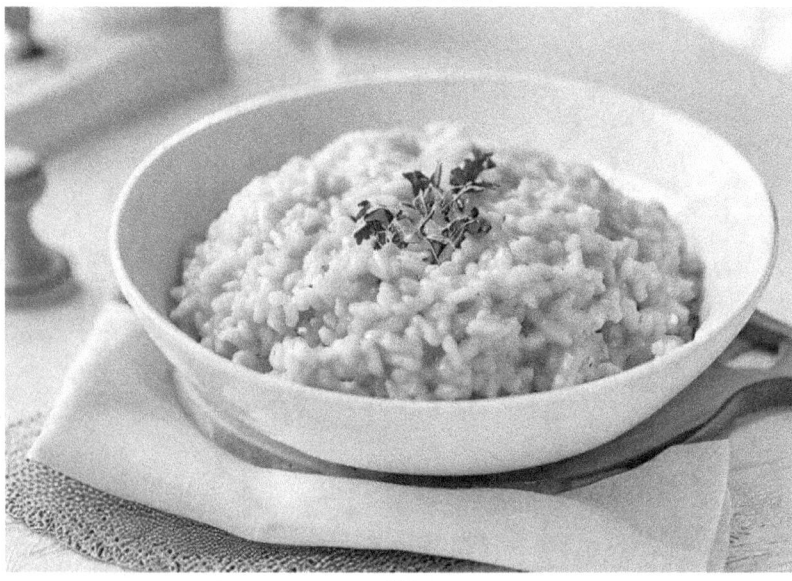

1. Das gesuchte Lebensmittel ist meistens rosa.

2. Je nach Rezeptur werden Zutaten vom Schwein, Rind, Kalb oder Geflügel verwendet.

3. Es besteht aus Speck, Muskelfleisch und Innereien.

4. Es ist eine streichfähige Kochwurstsorte.

5. Je nach Region wird diese Wurst auch als Thüringer oder Frankfurter Zeppelinwurst bezeichnet.

6. Der geschmacksbestimmende Bestandteil ist die Leber.

7. Wenn sich jemand gekränkt fühlt, spielt er die beleidigte ….

Antwort: Leberwurst

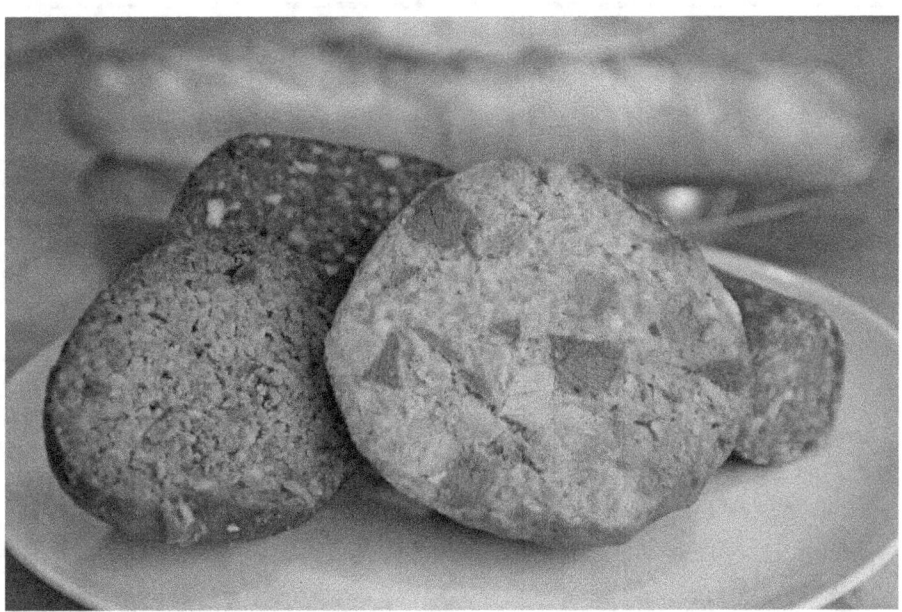

1. Gesucht wird ein hartes Lebensmittel, das schon nach kurzer Zeit weich wird.

2. Jung und Alt lieben es schon seit über 130 Jahren.

3. Meistens hat es 52 Zähne, die sich auf 2 Längen und 2 Breiten verteilen.

4. Es ist goldgelb gebacken, manchmal ist es mit Schokolade überzogen.

5. Es wird aus Weizenmehl und mindestens 10 % Butter hergestellt.

6. Man isst es pur oder bereitet Kuchen damit zu wie zum Beispiel einen Kalten Hund.

7. Im Supermarkt wird es in langen schmalen Verpackungen angeboten, die man im Keksregal findet.

Antwort: Butterkeks

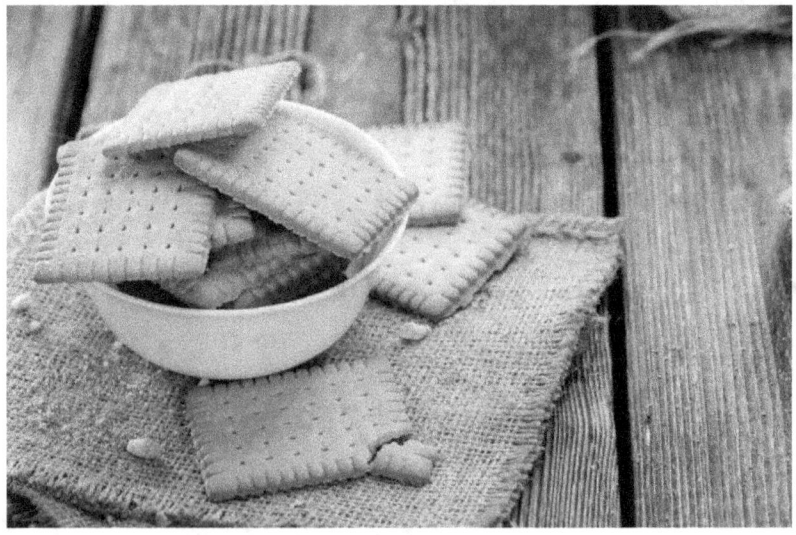

1. Gesucht wird ein Lebensmittel, das rollen-, kugel- oder birnenförmig ist.

2. Im Supermarkt ist es in der Tiefkühltheke zu finden.

3. Auch ohne Zähne lässt es sich gut essen, da es nur wenig gekaut werden muss.

4. Kinder essen es gerne mit den Fingern.

5. Aus mehlig kochenden Kartoffeln kann man es selbst zubereiten.

6. Es wird in heißem Fett in einer Pfanne oder Fritteuse ausgebacken.

7. Es wird als Ersatz für Kartoffeln oder Pommes Frites gegessen.

Antwort: Kroketten

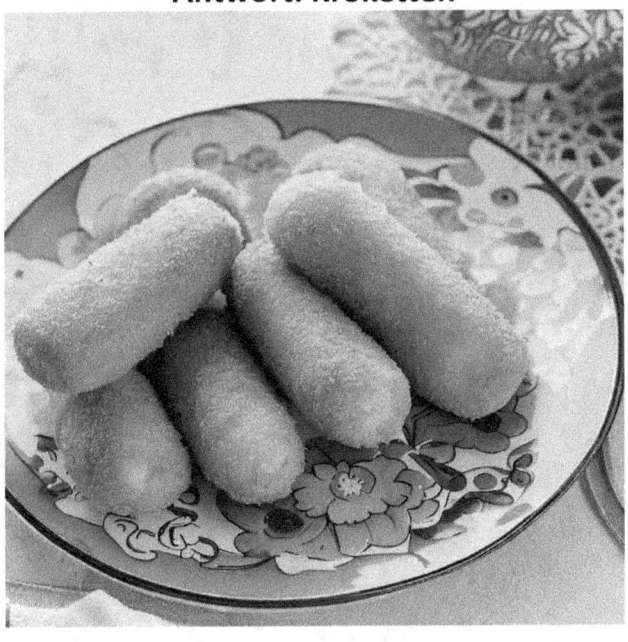

1. Das gesuchte Lebensmittel sollte man nur dann roh essen, wenn es zuvor tiefgefroren wurde.

2. Meistens kauft man es in Konserven eingelegt.

3. Das Lebensmittel gehört zu den weltweit wichtigsten Speisefischen.

4. Der Fettanteil liegt bei fast 18 %, sodass es ein Fettfisch ist.

5. Die Zubereitung mit einer sauren Marinade mit Essig, Zwiebeln, Senfkörnern und Lorbeerblättern wird als Bismarck bezeichnet.

6. Wenn das Tier noch jung ist, heißt es Matjes.

Antwort: Hering

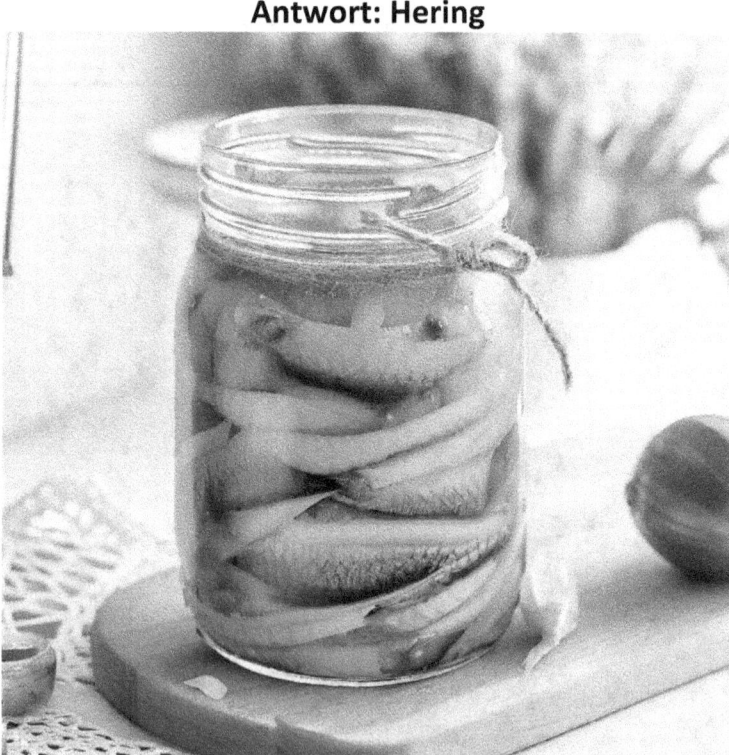

1. Das gesuchte Lebensmittel ist weiß.

2. Meistens kauft man es fertig im Supermarkt, aber man kann es auch selbst zubereiten.

3. Für die eigene Herstellung benötigt man Milch, Zitronensaft und einen Kaffeefilter.

4. Im Supermarkt steht es immer im Kühlregal.

5. Häufig steht auf der Verpackung Magerstufe. Das bedeutet, dass der Inhalt weniger als 10 % Fett enthält.

6. Es ist eine bestimmte Sorte Frischkäse.

7. Mit Milch, Früchten und Zucker verrührt ist es eine der beliebtesten Nachspeisen.

Antwort: Quark

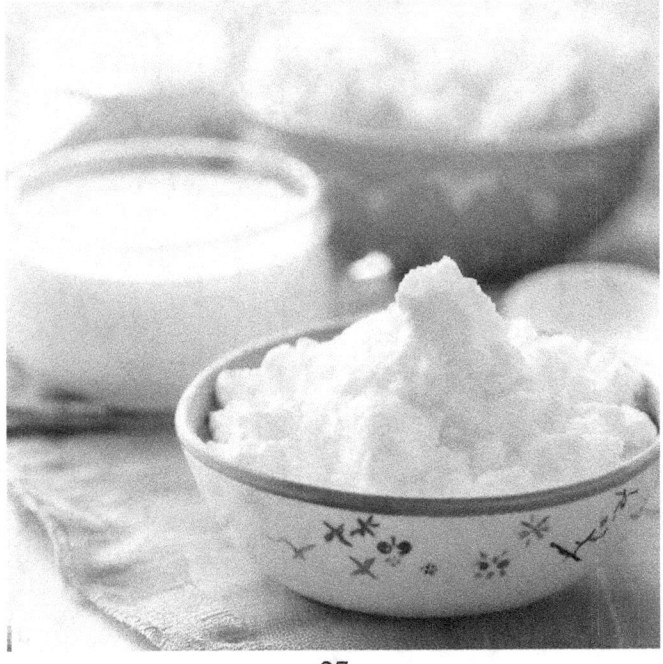

1. Gesucht wird ein viereckiges Lebensmittel.

2. Es wird vor dem Verzehr geröstet.

3. Man unterscheidet Butter-, Mehrkorn- und Vollkornsorten.

4. Durch enthaltene Konservierungsstoffe hält es länger als vergleichbare Lebensmittel.

5. Es ist eine Art Aufbackprodukt und enthält etwas andere Zutaten als andere Brotsorten.

6. In weicher Konsistenz wird es für Sandwiches verwendet.

7. Goldbraun geotastet schmeckt es am besten.

Antwort: Toastbrot

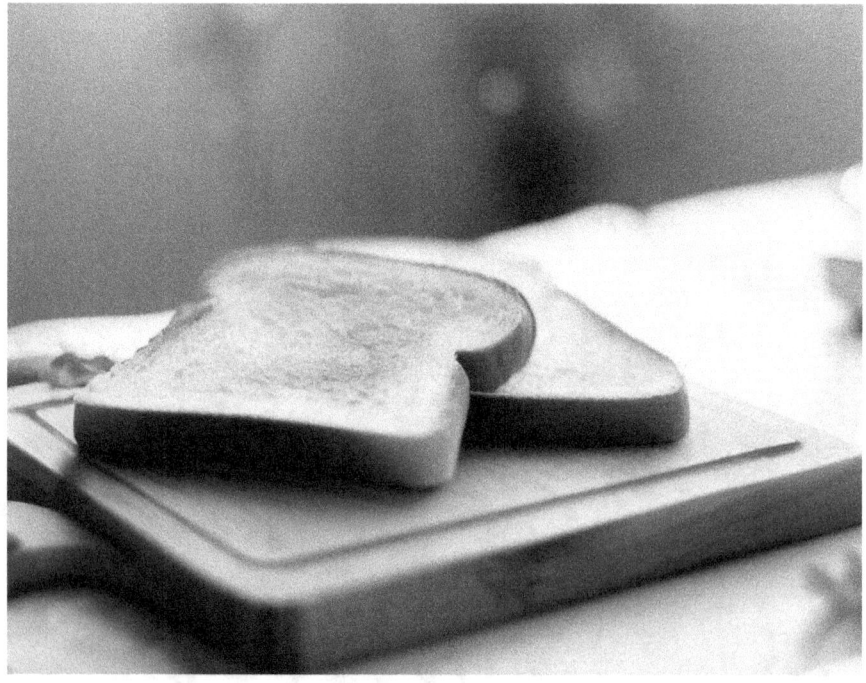

1. Gesucht wird ein Lebensmittel, das man roh, gekocht oder gebraten essen kann.

2. Es wird aus Rindfleisch, Schweinefleisch oder Lammfleisch hergestellt.

3. Es hat eine größere Oberfläche als ein Stück Fleisch, sodas sich sehr schnell Bakterien darauf ansiedeln und es schnell verdirbt.

4. An der Fleischtheke darf es nur an dem Tag verkauft werden, an dem es hergestellt wird.

5. Die Zubereitung erfolgt mit einem Fleischwolf oder einem Kutter.

6. In Berlin wird es Hackepeter genannt.

7. Man braucht es zur Zubereitung von Spaghetti Bolognese oder Frikadellen.

Antwort: Gehacktes

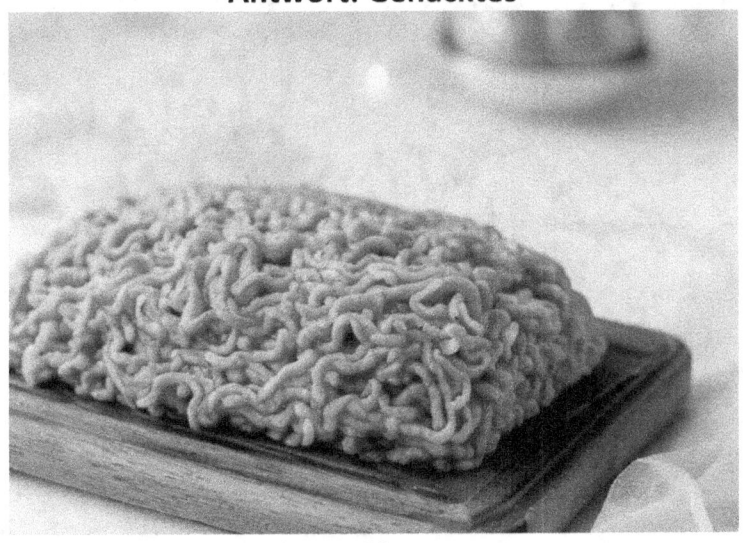

1. Gesucht wird ein Lebensmittel, das glücklich macht, denn es enthält die Glücksbotenstoffe Serotonin und Dopamin.

2. Es gehört zu den beliebtesten Lebens- und Genussmitteln.

3. Bei zu hohen Temperaturen wird es flüssig.

4. Oft fällt es schwer, beim Naschen ein Ende zu finden.

5. Je dunkler, umso höher ist der Kakaoanteil.

6. Man teilt es in Stückchen oder Riegel ein.

7. Man unterscheidet zwischen Vollmilch, Zartbitter, Halbbitter und Bitter.

Antwort: Schokolade

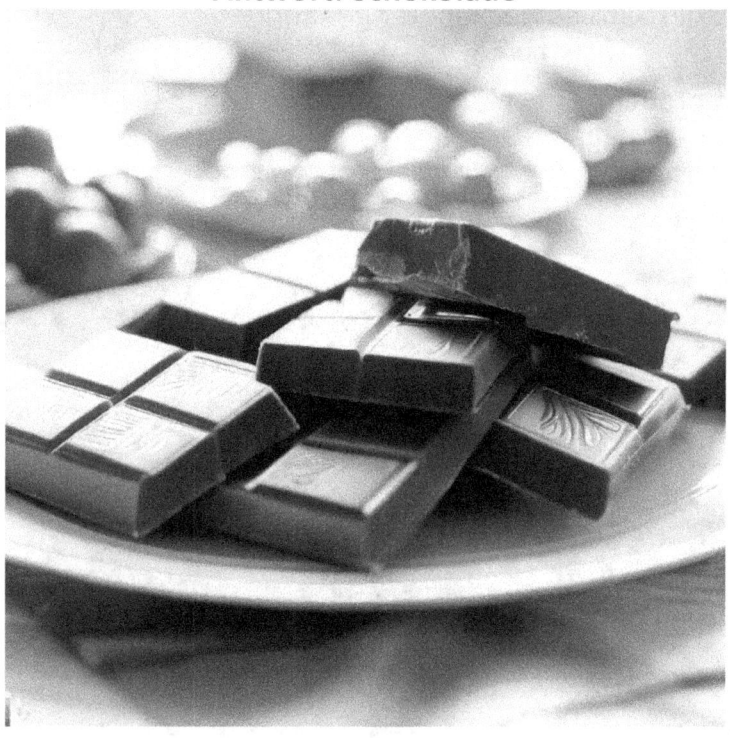

1. Gesucht wird ein Lebensmittel, das es in den Geschmacksrichtungen süß, mittelscharf und scharf gibt.

2. Um eine besondere Schärfe zu erlangen, wird häufig Chili oder Pfeffer beigemengt.

3. Es ist erhältlich in einer Tube oder einem Glas.

4. Es wird gerne als Beilage zur Bratwurst oder Frikadelle gegessen.

5. Die Herstellung erfolgt aus Senf-Samenkörnern.

6. Wenn jemand ungefragt seine Meinung äußert, sagt man auch: „Er gibt seinen … dazu".

Antwort: Senf

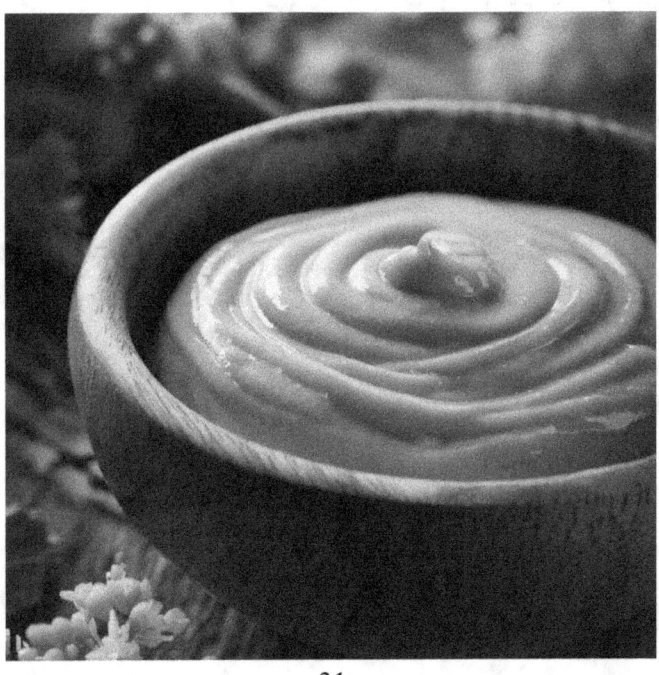

1. Dieses Lebensmittel hat im Sommer Hochsaison.

2. Es gehört zu den Rosengewächsen.

3. Je nach Sorte ist die Farbe dunkelrot bis fast schwarz, knallrot oder gelb.

4. Im Herbst ist die Ernte für die sauren Früchte.

5. Saure Sorten können zur Linderung von Gicht beitragen.

6. Man kann aus diesen Früchten Marmelade oder Saft herstellen.

7. Kinder lieben Weitspucken mit den Kernen.

8. Wenn mit jemandem Ärger droht, sagt man: „Mit dem ist nicht gut K... essen".

Antwort: Kirschen

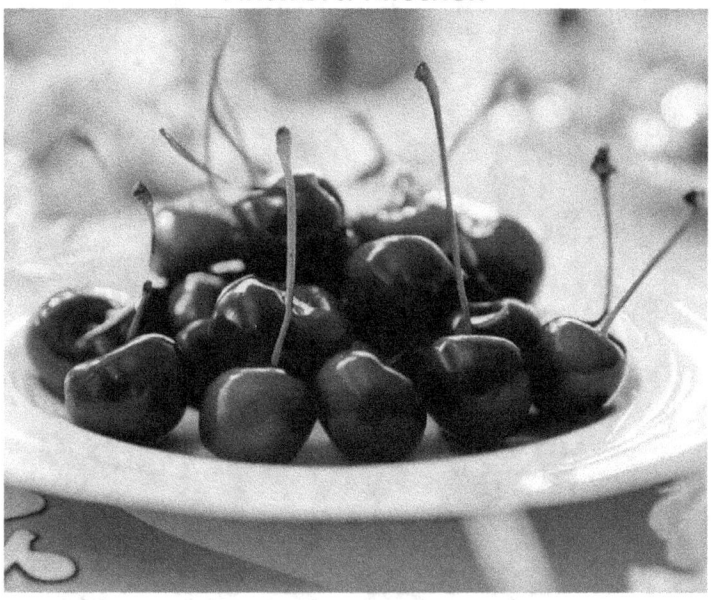

1. Gesucht wird ein Lebensmittel, das sehr lange haltbar ist.

2. Früher galt es als Arme-Leute-Essen, weil es sehr preiswert ist.

3. Je nach Sorte ist die Farbe grün, rot, gelb oder lila.

4. Im Supermarkt kann man geschälte oder ungeschälte Sorten kaufen.

5. Über Nacht wird es in abgekochtem Wasser eingelegt.

6. Bekannt ist es aus einem Märchen. Die Täubchen fragten Aschenputtel: „Sollen wir dir helfen, die …. zu lesen?"

7. Es gehört zu den Hülsenfrüchten und ist häufig Bestandteil von Eintopf und Püree.

Antwort: Linsen

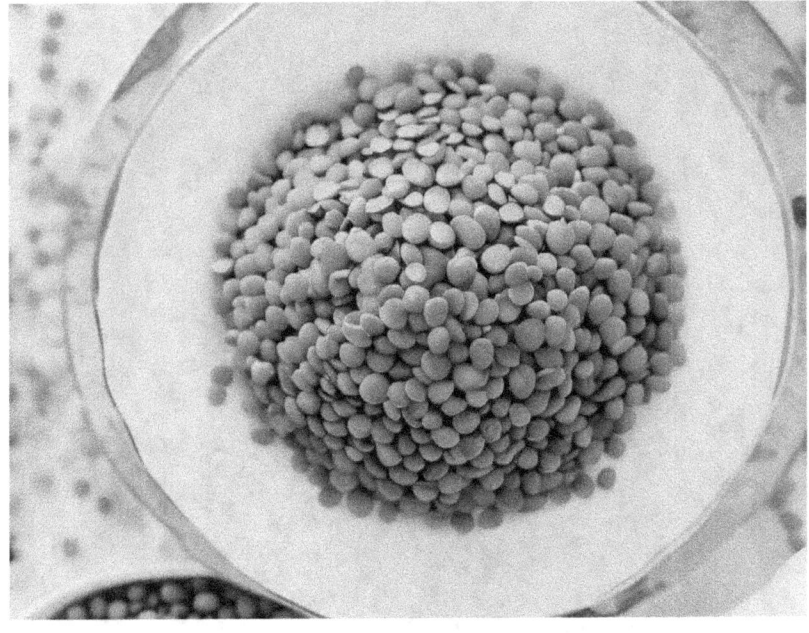

1. Gesucht wird ein Energielieferant aus der Natur.

2. Ohne dieses Lebensmittel kann ein Mensch nicht denken und sich auch nicht bewegen.

3. Erstmals wurde es als Inhaltsstoff in Trauben entdeckt, worauf auch sein Name zurückzuführen ist.

4. Es wird aus Weizen, Mais, Kartoffeln oder Trauben gewonnen.

5. Personen mit Diabetes haben es oft griffbereit in der Nähe, um damit schnell einen zu niedrigen Blutzuckerspiegel zu erhöhen.

6. Diese besondere Zuckerart kommt in Früchten und Honig vor.

Antwort: Traubenzucker

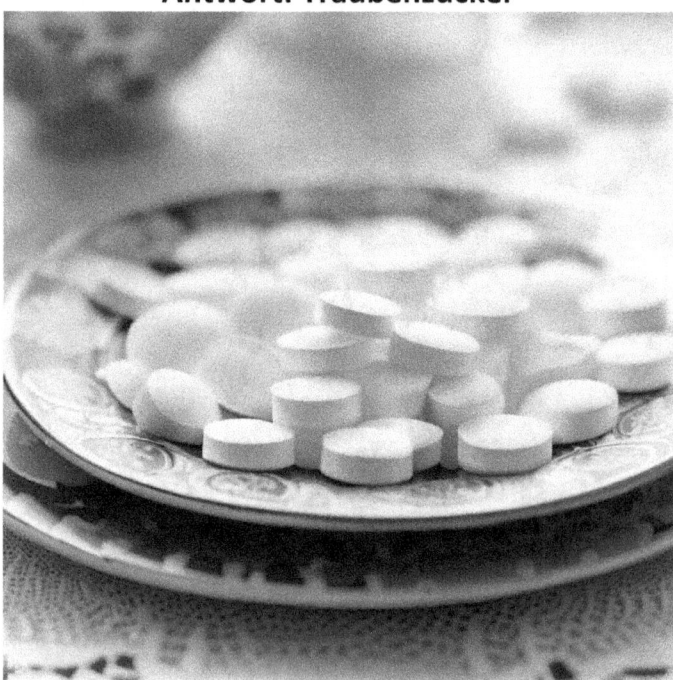

1. Gesucht wird ein Lebensmittel mit vielen Kalorien.

2. Überwiegend wird es in Ländern am Mittelmeer wie Griechenland und Italien hergestellt.

3. Wenn ein Gericht hiermit zubereitet wurde, kann man es meistens herausschmecken.

4. Es eignet sich nicht nur zum Kochen und Braten, sondern auch zur Pflege von Haut und Haaren.

5. Früher wurde es in seiner naturreinen Form auch als Jungfernöl bezeichnet.

6. Es ist eine bestimmte Sorte Pflanzenöl.

7. Es wird aus dem Fruchtfleisch und den Kernen von Oliven hergestellt.

Antwort: Olivenöl

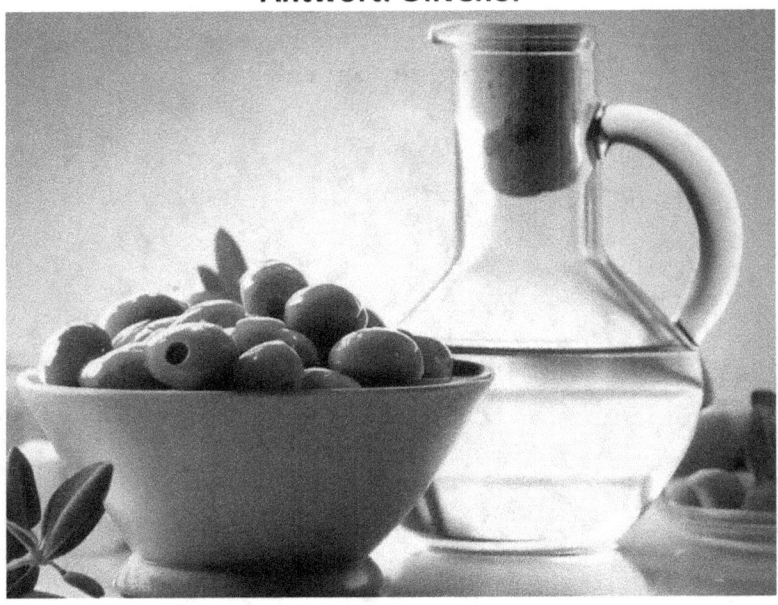

1. Gesucht wird ein Lebensmittel, das 16 Stunden lang gebacken wird.

2. Es wird aus Roggenkörnern, Roggenschrot, Wasser und Salz zubereitet.

3. Weil es in einem Kasten gebacken wird, hat es keine Kruste.

4. Ohne Zusatz von Konservierungsstoffen ist es monatelang haltbar.

5. Es gilt als Vorfahr des Vollkornbrots.

6. Im Ausland ist es als typisch deutsches Brot bekannt.

7. Je nach Region wird es auch als Schwarzbrot bezeichnet.

Antwort: Pumpernickel

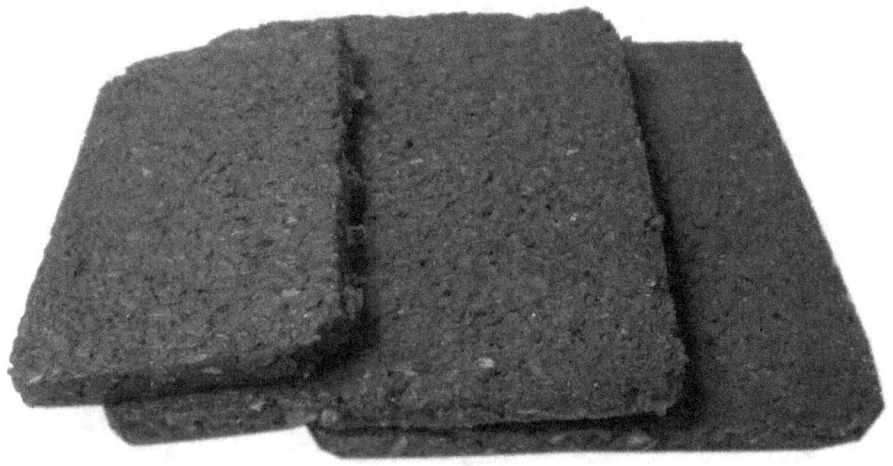

1. Gesucht wird ein Lebensmittel, das in fast jedem Restaurant auf der Speisekarte zu finden ist.

2. Das Fleisch für dieses Lebensmittel stammt vom Kalb, Schwein, Huhn oder von der Pute.

3. Es ist eine dünn geschnittene Fleischscheibe, die keine Knochen enthält.

4. Mit einem Fleischklopfer wird es weich geklopft, damit es eine zartere Konsistenz erhält.

5. Meistens wird es paniert und in Fett gebraten.

6. Es wird gerne in Kombination mit Pommes Frites gegessen.

7. Die berühmteste Variante ist das Wiener …..

Antwort: Schnitzel

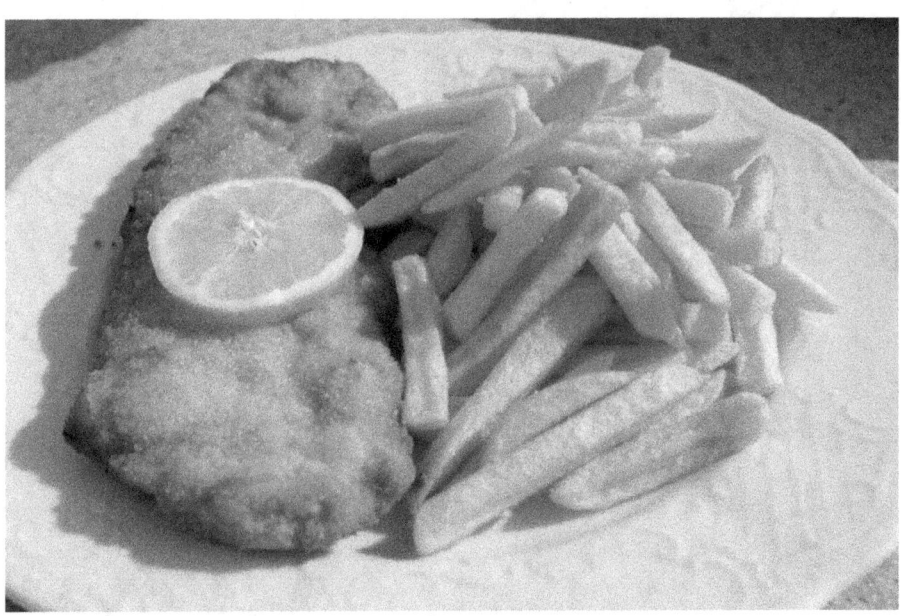

1. Gesucht wird ein Lebensmittel, das bei der Herstellung explodiert.

2. Schon die Indianer in Amerika liebten diesen Snack zum Verzehr oder zur Dekoration ihrer Kleidung.

3. Je nach Zubereitung gibt es mit Honig gesüßte oder salzige Varianten.

4. Mit Sonnenblumenöl und bestimmten Maissorten kann man es selbst zubereiten.

5. Es ist eine beliebte Knabberei in Kinos und auf Partys.

6. Eine andere Bezeichnung ist Puffmais.

Antwort: Popcorn

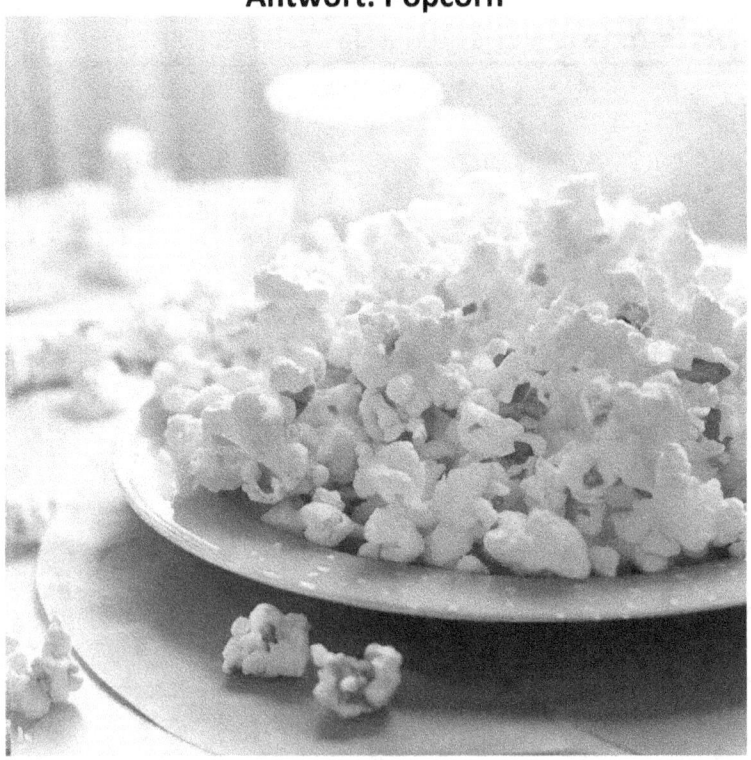

1. Naturbelassen ist dieses Lebensmittel weiß und ziemlich sauer.

2. Beliebte Sorten sind Erdbeere, Kirsche und Heidelbeeren.

3. Zuckerfreie Sorten werden gerne bei Diäten verzehrt, weil sie nur wenige Kalorien enthalten.

4. Im Kühlschrank ist es ungeöffnet einige Wochen lang haltbar.

5. Auch nach Ablauf des Mindesthaltbarkeitsdatums ist es meistens noch essbar.

6. Es wird aus Milch hergestellt, die durch Milchsäurebakterien verdickt wird.

7. Im Supermarkt ist es im Kühlregal in kleinen runden Plastikbechern erhältlich.

Antwort: Joghurt

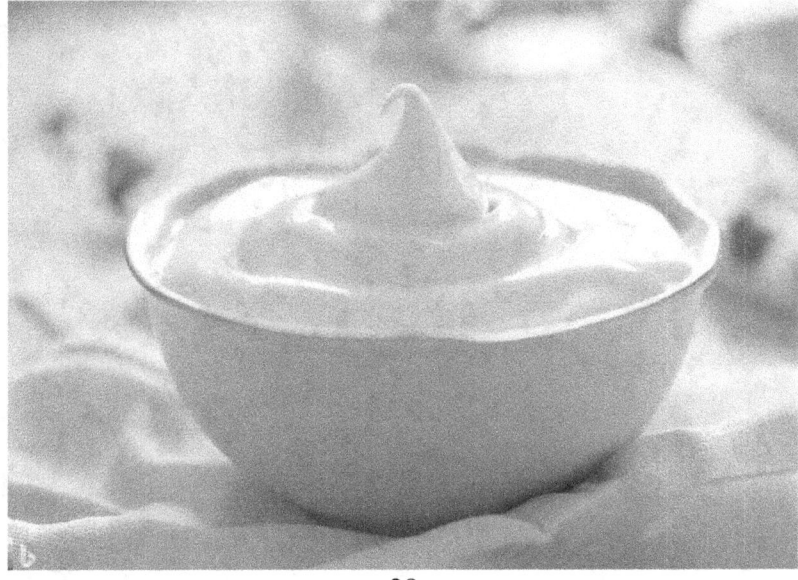

1. Dieses Lebensmittel entdeckte Christoph Kolumbus auf seiner Reise nach Amerika.

2. Seinen Ursprung hat es in südamerikanischen und tropischen Ländern.

3. Durch die enthaltenen Enzyme hilft es bei der Verdauung.

4. Das Gewicht kann bis zu 4 Kilogramm reichen.

5. Der markante Blattschopf lässt sich als Steckling nutzen, aus dem man eine neue Frucht züchten kann.

6. Eine frische Frucht aufzuschneiden ist aufgrund der harten Schale schwierig.

7. Man kauft im Supermarkt eine ganze Frucht oder fertig geschnittene Scheiben in einer Konserve.

Antwort: Ananas

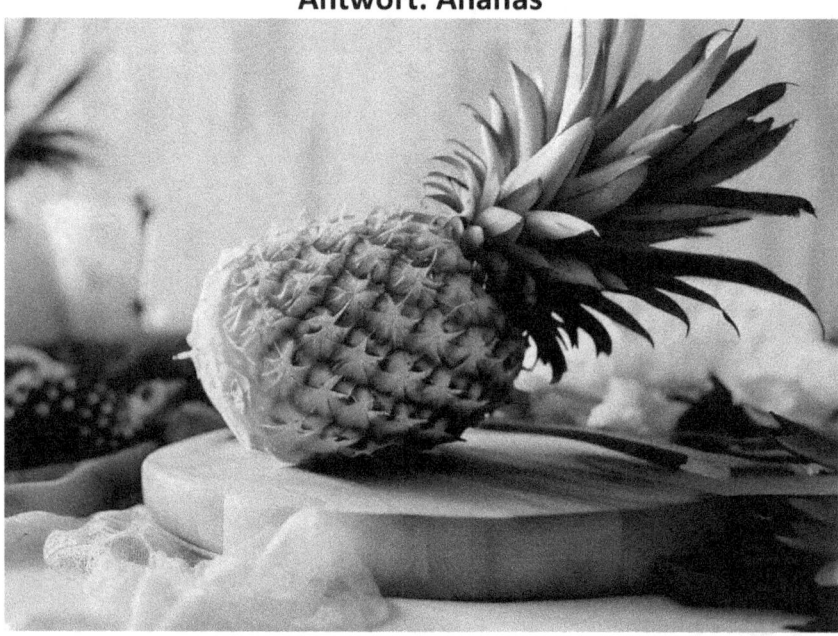

1. Dieses Lebensmittel wird nicht nur in der Küche verwendet, sondern auch in der Kosmetik.

2. Die Pflanze, an der es wächst, zählt zu den Rosengewächsen.

3. Es lässt sich lange lagern und ist somit in fast jedem Vorratsschrank zu finden.

4. Bittere ungekochte Sorten enthalten Blausäure und sind für den Verzehr nicht geeignet.

5. Es zählt nicht zu den Nüssen, sondern zu den Kernen von Steinfrüchten.

6. Ein bekanntes Organ im menschlichen Rachen wird auch so bezeichnet und wird in der Kindheit häufig operativ entfernt.

Antwort: Mandeln

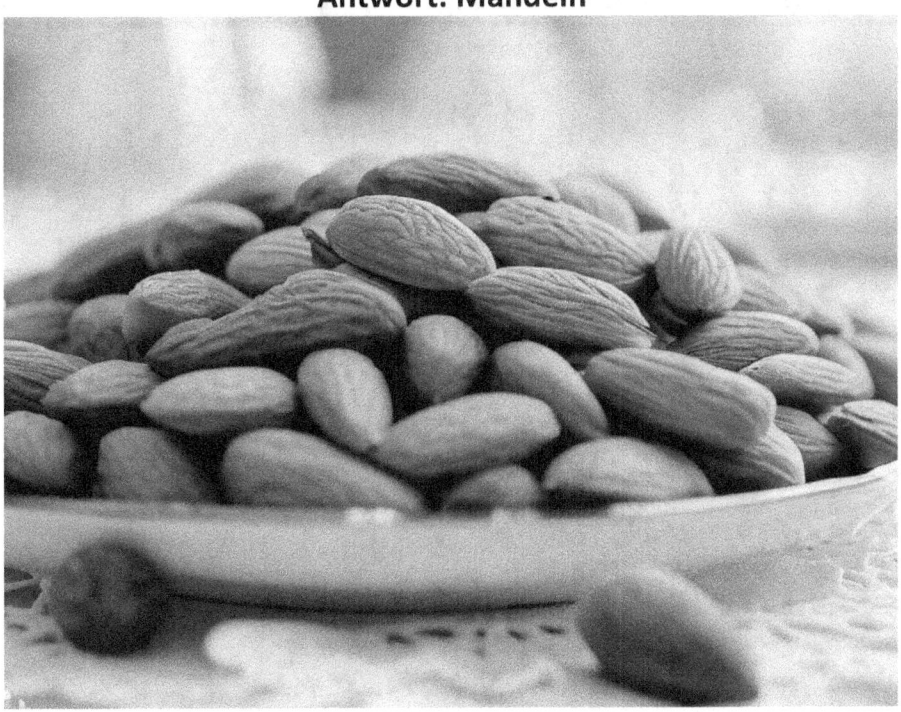

1. Dieses Lebensmittel ist in den Hochlagen Südamerikas beheimatet.

2. In Europa hatte es anfangs einen schweren Stand, denn keiner wollte es haben.

3. Es ist entfernt verwandt mit Tabak, Tomaten und Paprika.

4. In der Kindheit wurden hieraus gerne Stempel gebastelt.

5. Manchmal hat es Augen.

6. Man unterscheidet zwischen festkochend, vorwiegend festkochend und mehligkochend.

7. Ob Pommes Frites, Kroketten, Brei oder Reibeplätzchen – all das geht ohne diese beliebte Knolle nicht.

Antwort: Kartoffel

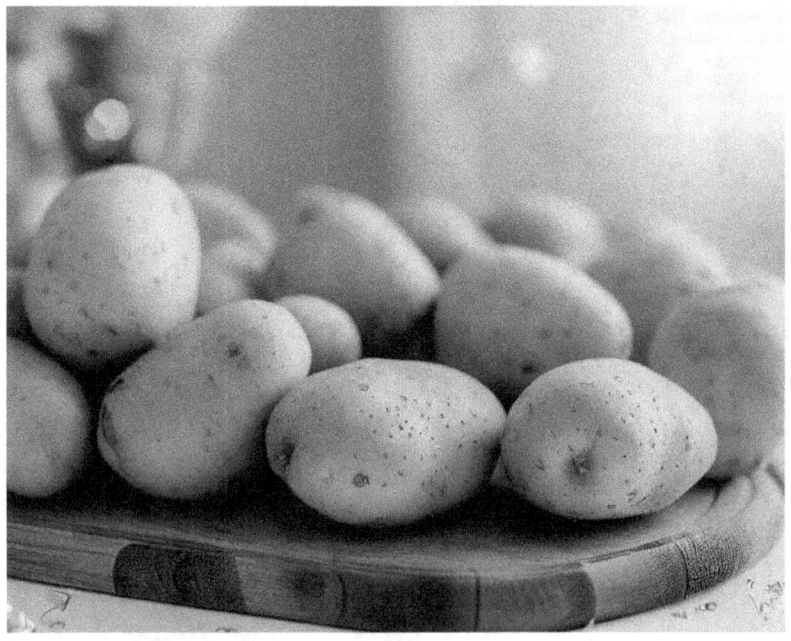

1. Dieses Lebensmittel hat im Sommer Hochsaison.

2. Man kann es auch für gesundheitliche Zwecke verwenden.

3. Als Zutaten werden Wasser und eine bestimmte Plastik- oder Aluminiumschale benötigt.

4. Es kann erst ab einer Temperatur von Null Grad oder kälter zubereitet werden.

5. Salz bringt es zum Schmelzen.

6. Es ist leichter als Wasser und schwimmt deswegen in einem Getränk immer oben.

7. Dieses portionsweise gefrorene Wasser hat meistens eine Würfelform und wird im Gefrierfach aufbewahrt.

Antwort: Eiswürfel

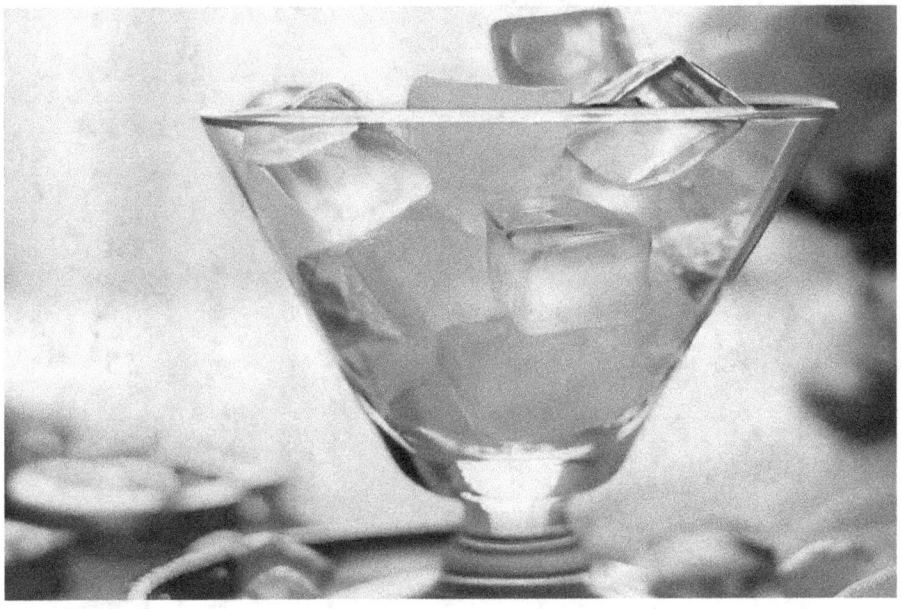

1. Es ist lichtscheu und gedeiht am besten in dunklen Räumlichkeiten und Kellern.

2. Ursprünglich war es eine Delikatesse in Adelskreisen und nur in der gehobenen Gastronomie anzutreffen.

3. Es enthält viele wertvolle Nährstoffe, aber nur sehr wenige Kalorien.

4. Man kann es tiefgefroren, in Konservendosen oder frisch in der Gemüseabteilung kaufen.

5. Es ist in den Farben weiß und hellbraun erhältlich.

6. Der Name ist französisch und heißt übersetzt nichts anderes als Pilz.

7. Weltweit ist es der bekannteste essbare Pilz.

Antwort: Champignon

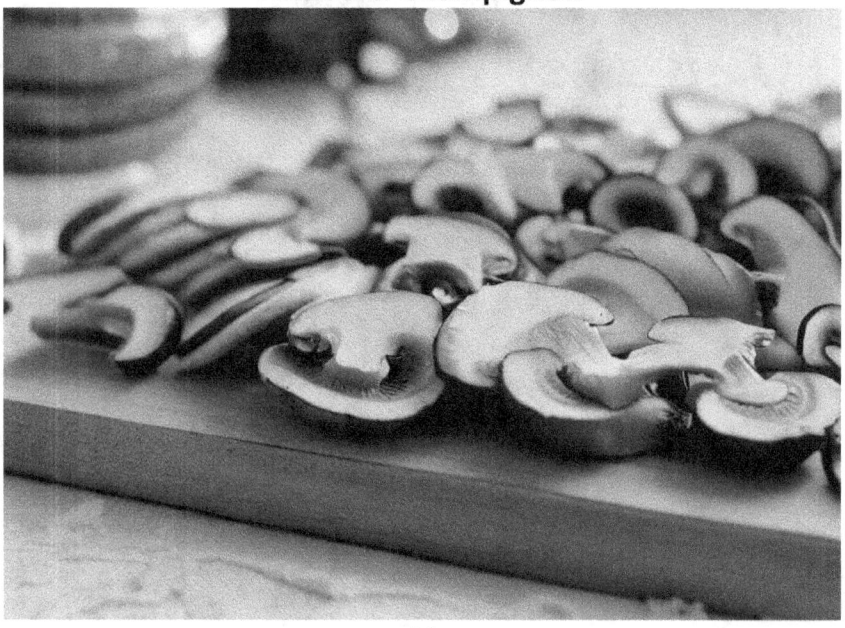

1. Dieses Lebensmittel ist in jeder Küche anzutreffen.

2. Ursprünglich stammt es aus den indischen Monsunwäldern.

3. Gut verschlossen und unzerdrückt ist es fast unbegrenzt haltbar.

4. Es ist schwarz, weiß, rot oder grün.

5. Ungemahlen ist es kugelrund und winzig klein.

6. Um das volle Aroma auszukosten wird es frisch gemahlen verwendet.

7. Aufgrund des enthaltenen Piperins ist dieses beliebte Gewürz ziemlich scharf.

Antwort: Pfeffer

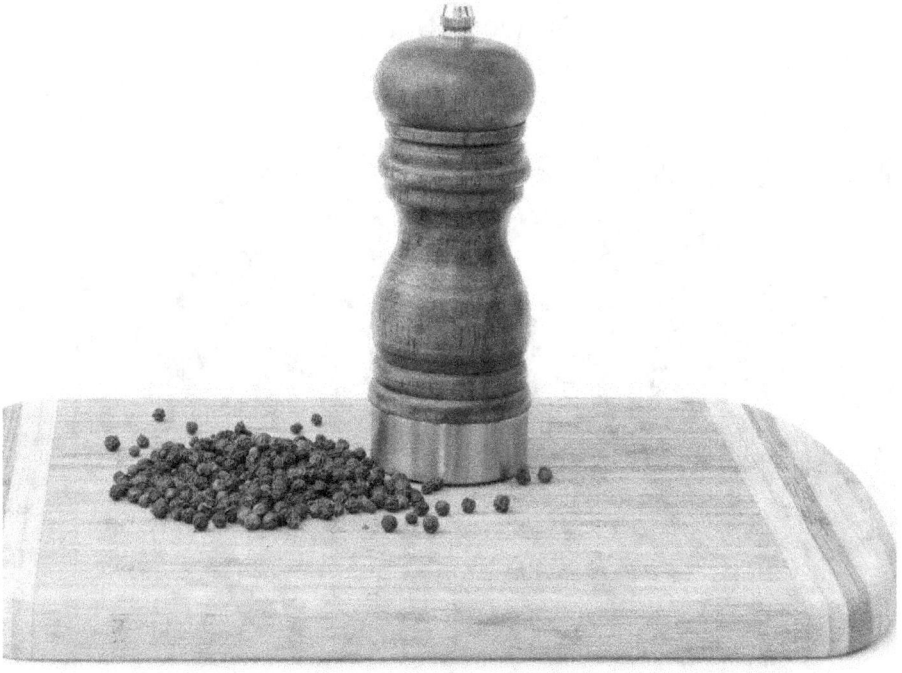

1. Dieses Lebensmittel wird langsam und lange auf kleiner Flamme gegart.

2. Häufig wird Rind-, Kalb- oder Schweinefleisch verwendet. Aber auch Fleisch von Pferden, Lamm und Hammel ist möglich.

3. Es werden Fleischstücke von älteren Tieren verwendet, die für andere Zubereitungsarten meistens zu zäh sind.

4. Gerne wird es mit Zwiebeln und Paprika zubereitet.

5. Es gilt als ein typisches ungarisches Gericht.

6. Diese spezielle Fleischsorte erhält man beim Metzger in der typischerweise gewürfelten Form.

Antwort: Gulasch

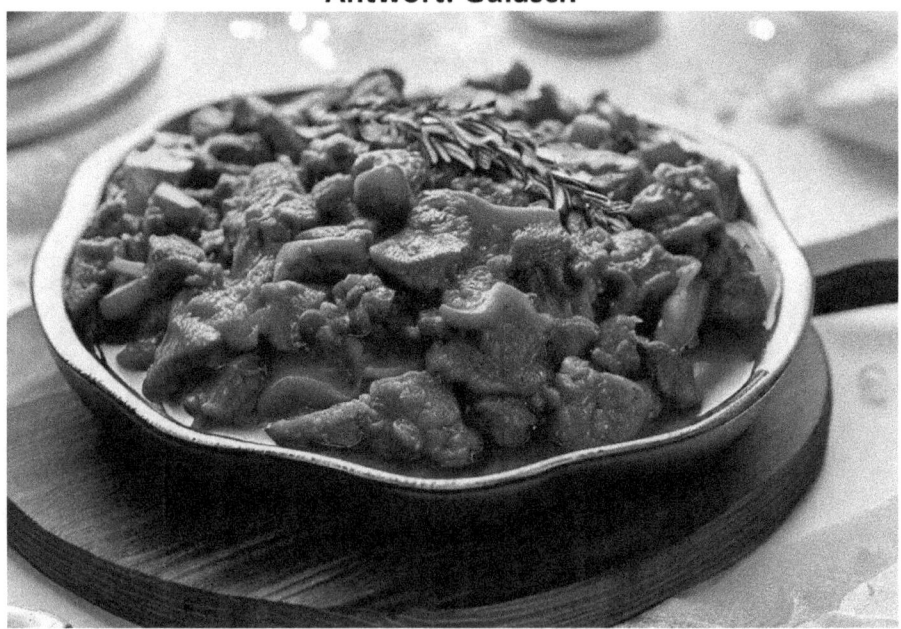

1. Gesucht wird ein Lebensmittel, das nur wenige Stunden frisch und knusprig bleibt.

2. Zu den wichtigsten Zutaten gehören Mehl, Wasser, Hefe und Salz.

3. Es wird meistens aus hellem oder dunklem Weizen- oder Roggenmehl hergestellt.

4. Man kann es frisch, tiefgekühlt oder als Aufbackware kaufen.

5. Wenn es belegt ist, wird es sehr schnell weich.

6. Es wird gerne zum Frühstück, aber auch als Zwischenmahlzeit gegessen.

7. In Berlin wird es Schrippe genannt, in Süddeutschland heißt es Semmel.

Antwort: Brötchen

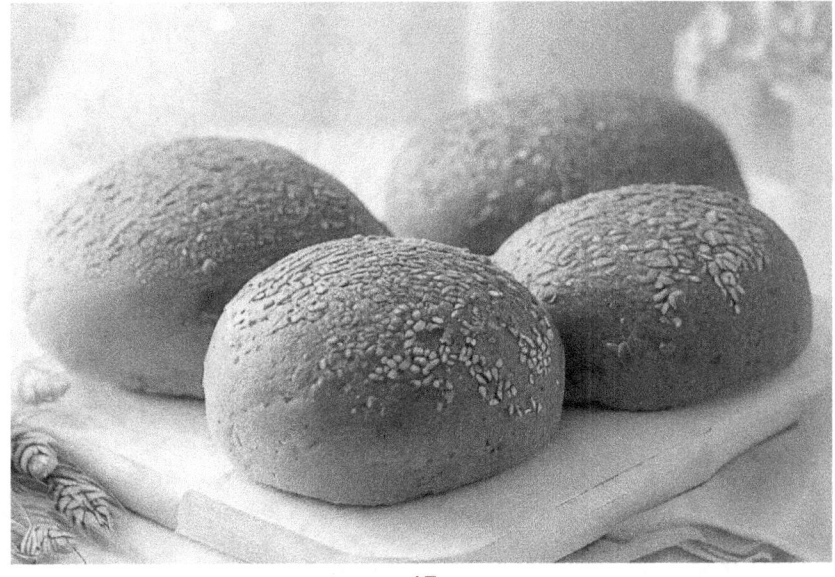

1. Gesucht wird ein Lebensmittel, das viele Kritiker hat.

2. Aufgrund des hohen Zuckergehalts trägt es zu Übergewicht bei.

3. Zahnärzte fürchten es, weil die enthaltene Phosphorsäure Karies fördert.

4. Orthopäden fürchten es, weil es die Knochengesundheit ungünstig beeinflusst und das Knochenbruchrisiko erhöht.

5. Es enthält Koffein und Kohlensäure.

6. Aufgrund seiner Farbe wird es auch als braune Brause bezeichnet.

7. Weltweit ist es eines der beliebtesten Erfrischungstränke.

Antwort: Cola

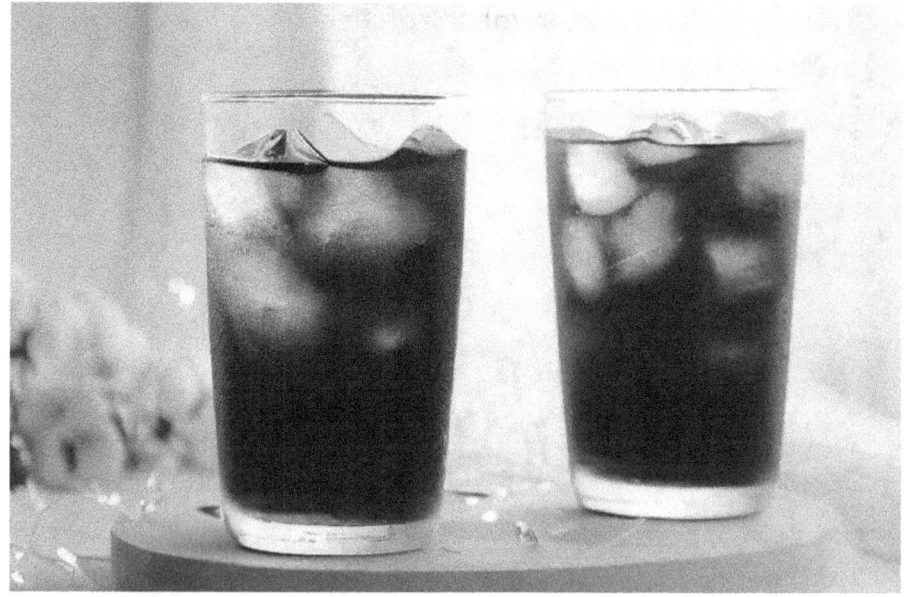

1. Dieses Lebensmittel hat im Sommer Hochsaison, wird aber auch im Winter gegessen.

2. Es ist ein beliebtes Dessert, wird aber gerne auch zwischendurch genascht.

3. Manchmal wird es im Gehen verspeist.

4. Es wird bei minus 18 Grad gelagert.

5. Geschmack und Farbe erhält es durch Kakao oder Kakaobutter.

6. Eine Kugel enthält ca. 120 Kalorien.

7. Es ist eine der beliebtesten Eissorten.

Antwort: Schokoladeneis

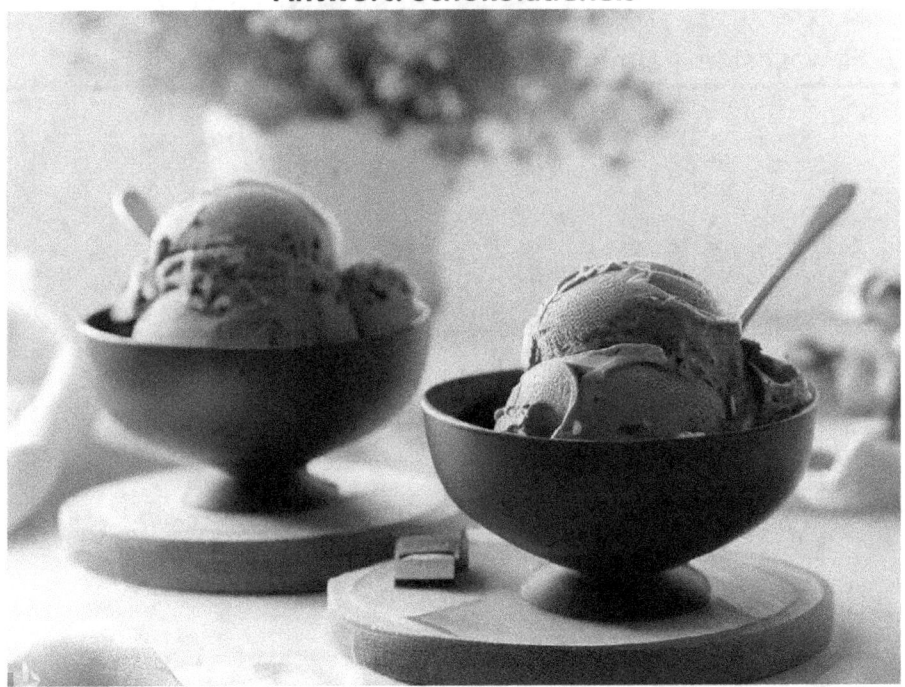

1. Dieses Lebensmittel wird zum Essen, Trinken und für kosmetische Artikel verwendet.

2. Zu einem Drittel besteht es aus Fett, sodass es ein kalorienreiches Lebensmittel ist.

3. Das Gewicht kann bis zu 2,5 Kilogramm erreichen, die Größe entspricht einem Kinderkopf.

4. Je frischer es ist, umso mehr Wasser ist enthalten, was man durch Gluckern bei einem Schütteltest hören kann.

5. Es wird als Öl, Milch, Wasser oder in Form von Raspeln und Flocken verzehrt.

6. Die äußere Schale ist steinhart, sodass man einen spitzen Gegenstand für das Aufknacken benötigt.

7. Es wächst an Palmen in tropischen Ländern.

Antwort: Kokosnuss

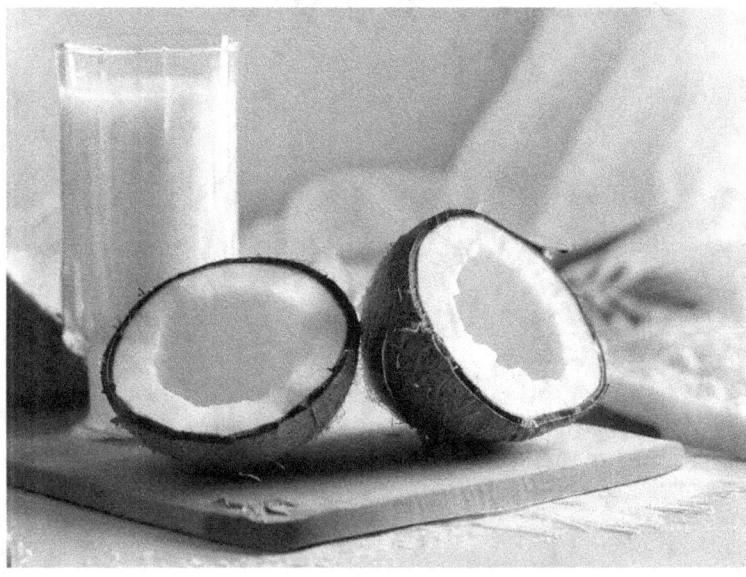

1. Dieses Lebensmittel ist weiß und trüb.

2. In asiatischen Ländern wird es kaum verzehrt.

3. Es enthält mehr Kalzium als jedes anderes Nahrungsmittel.

4. Angeblich soll es müde Männer munter machen.

5. Früher trank man es am liebsten frisch gezapft.

6. Lieferanten für dieses Lebensmittel sind Kühe, Schafe, Ziegen und Kamele.

7. Es ist die wichtigste Zutat für Käse, Joghurt, Sahne und Butter.

Antwort: Milch

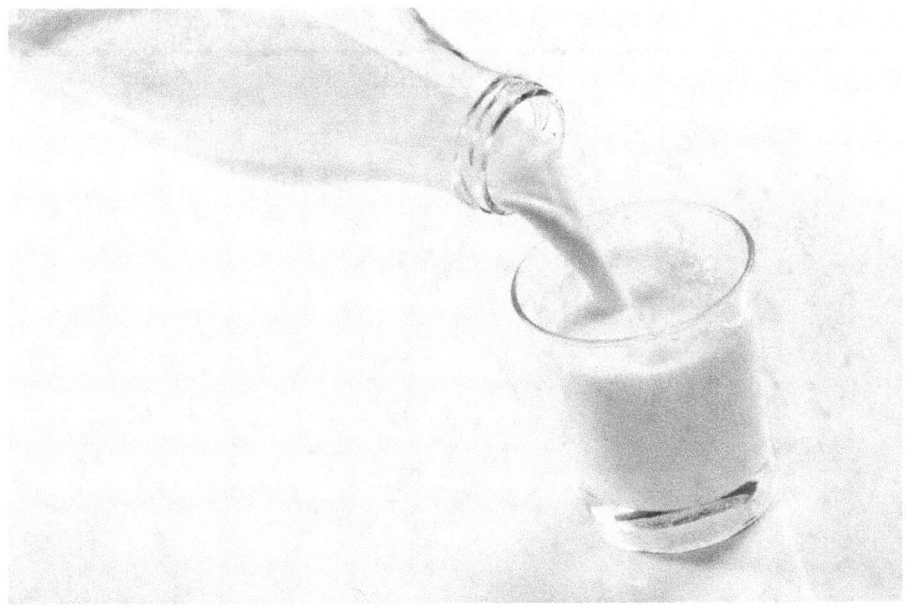

1. Früher verhalf der Handel mit diesem Lebensmittel vielen Städten zu Reichtum wie zum Beispiel der Stadt Lüneburg.

2. Im Mittelalter war es das wichtigste Fernhandelsgut.

3. Es wurde früher als Weißes Gold bezeichnet.

4. Heute ist es weltweit in jeder Küche anzutreffen.

5. Es reguliert den Wasserhaushalt im menschlichen Körper.

6. Wenn hiervon zu viel in einem Gericht enthalten ist, kann man es nicht essen.

7. Der Volksmund sagt, dass ein verliebter Koch oft zu viel hiervon verwendet.

8. Wenn ein wichtiger Bestandteil eine Angelegenheit erst vollständig macht, dann sagt man auch: „Es ist das …. in der Suppe".

Antwort: Salz

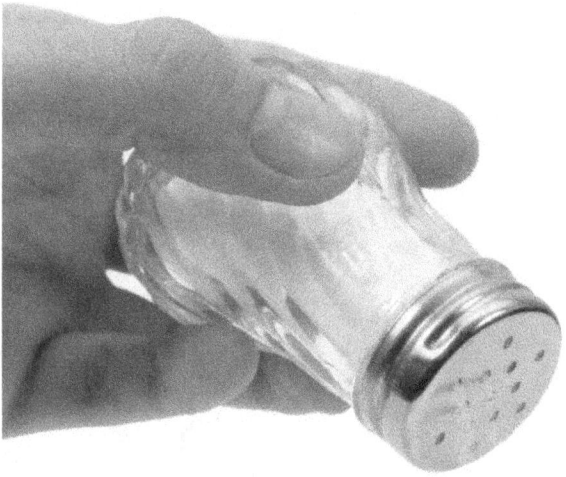

1. Gesucht wird eines der kalorienärmsten Lebensmittel.

2. Ursprünglich kommt es aus Indien.

3. Es enthält viel Wasser und eignet sich somit auch als Durstlöscher.

4. Es sorgt nicht nur für eine schlanke Linie, sondern es ist selber rank und schlank.

5. Man kann es nicht nur essen, sondern auch für kosmetische Zwecke verwenden.

6. Man kann es geschält oder ungeschält essen.

7. In dünne Scheiben geschnitten legt man es auf das Gesicht und die Augenpartie.

Antwort: Gurke

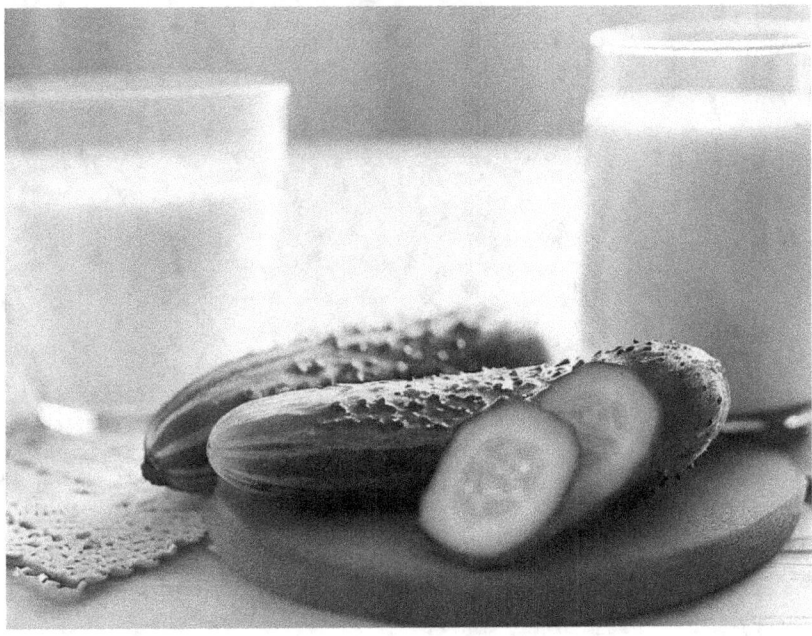

1. Gesucht wird ein Lebensmittel, das als Grabbeigabe des ägyptischen Pharaos Tut-ench-amuns gefunden wurde.

2. Es ist die Frucht einer der ältesten Ölpflanzen der Welt.

3. Der Ölgehalt liegt bei bis zu 60 %.

4. Der Geschmack ist leicht nussig.

5. Die Samen sind weiß, braun oder schwarz.

6. Am häufigsten sieht man es auf einer bestimmten Brötchensorte.

7. Legendär ist der Spruch in dem Märchen 1001 Nacht: „S…. öffne dich".

Antwort: Sesam

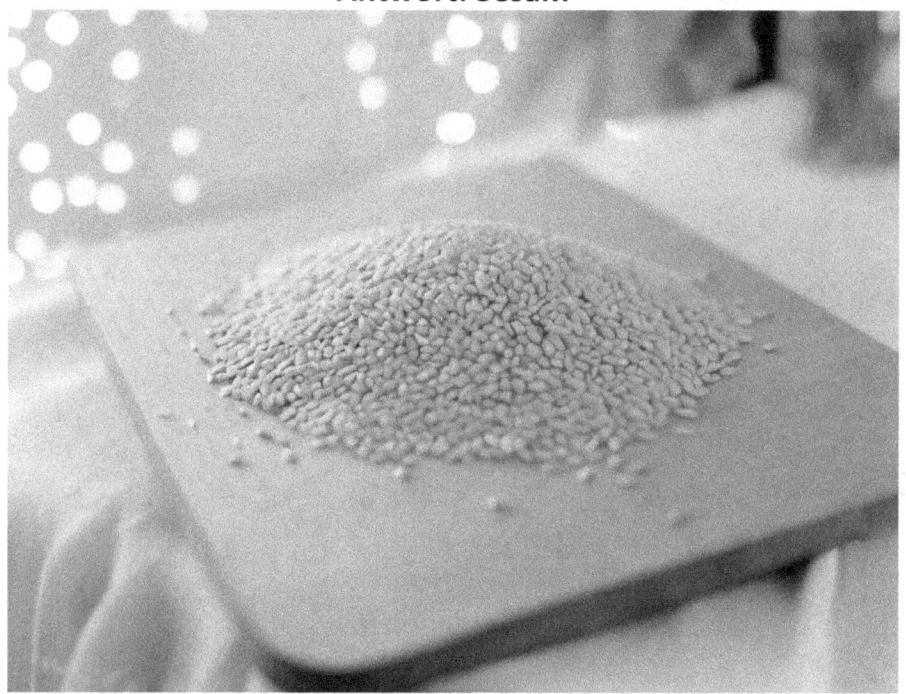

1. Je nach Blickwinkel schimmert dieses Lebensmittel bunt, grünlich oder gelblich.

2. Man kann es am Stück, gewürfelt oder in Scheiben geschnitten kaufen.

3. Es wird aus der Keule, Schulter oder dem Kotelettstrang des Schweins hergestellt.

4. Es wird in geräucherter und gekochter Form angeboten.

5. Kinder entfernen gerne den weißen Fettrand.

6. Das gesuchte Lebensmittel ist einer der beliebtesten Brotaufschnitte.

Antwort: Schinken

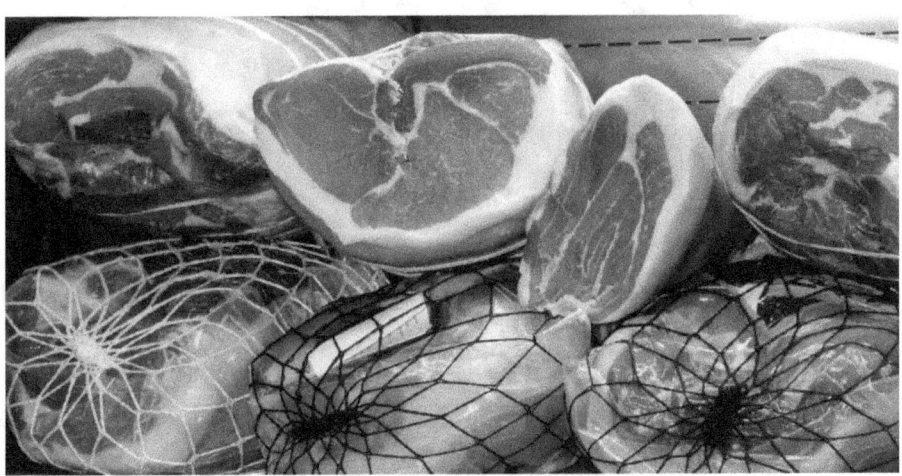

Kurzgeschichten zum Vorlesen in Kombination mit Rätselfragen

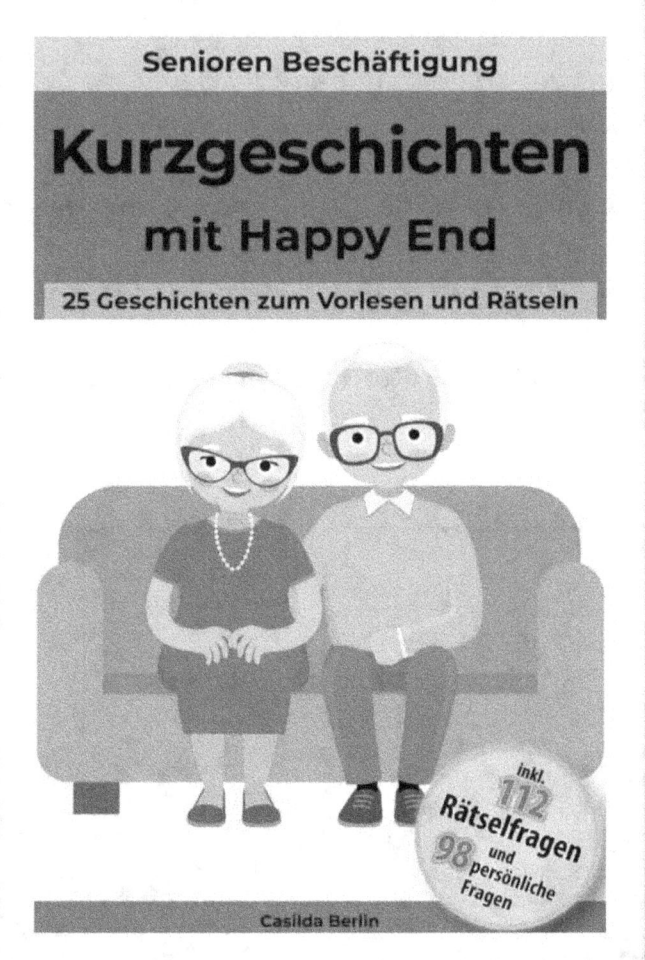

Erhältlich bei amazon
ISBN-13: 979-8852067180   12,90 €

Wichtige Hinweise

Alle Angaben in diesem Buch wurden sorgfältig und nach bestem Wissen erstellt und erfolgen ohne Verpflichtung oder Garantie der Autorin und des Verlages. Sie übernehmen keine Verantwortung und Haftung für das Gelingen, sowie für Personen-, Sach- und Vermögensschäden.

Bildnachweise Lebensmittel

Titelbild - © Africa Studio/shutterstock.com

Käse - © AlbanyColley/pixabay.com
Salzstangen - © Lebensmittelfotos/pixabay.com
Marmelade - © RitaE/pixabay.com
Haferflocken - © Vladislav Noseek/shutterstock.com
Leberwurst - © artemtation/pixabay.com
Mehl - © paulista/shuttertock.com
Butterkekse - © HandmadePictures/shutterstock.com
Pumpernickel - © Lebensmittelfotos/pixabay.com
Schnitzel - © Hans/pixabay.com
Pfeffer - © Verba/shutterstock.com
Milch - © limpido/shutterstock.com
Salz - © Sebastian Studio/shutterstock.com
Schinken - © RitaE/pixabay.com

**2. Auflage 2023
Herausgeber und Copyright©:**
Nesterenko Verlag UG
Klausenstr. 20
59759 Arnsberg
Email: social@heilkraft-ernaehrung.de
www.casilda-berlin.de

www.ingramcontent.com/pod-product-compliance
Lightning Source LLC
Chambersburg PA
CBHW030053230526
45471CB00003B/1074